AF402879

Frederik Poppe (Hg.)

Inklusionsorientierte Kulturelle Teilhabe

(Schriftenreihe Band 2)

- Kulturelle Teilhabe im englischsprachigen Raum
- Barrierefreiheit im Theater
- Relaxed Performances
- Sichtbarkeit von Menschen mit Behinderung auf der Theaterbühne

Impressum

© 2022 Frederik Poppe (Herausgeber)

Lehr- und Forschungsbereich
Rehabilitation und Teilhabe

Schriftenreihe „Rehabilitation und Teilhabe in der
Sozialen Arbeit" (Band 2)

Themen:
Inklusionsorientierte Kulturelle Teilhabe
Barrierefreiheit im Theater
Relaxed Performances
Sichtbarkeit von Menschen mit Behinderung auf der
Theaterbühne

Hochschule Merseburg
Hochschulverlag
www.hs-merseburg.de/bibliothek/hochschulverlag

ISBN: 978-3-948058-40-1

Lektorat:
Andreas Kieckhöfel

Gestaltung:
André Luttermann

Umschlagfoto:
time. / photocase.de

Gedruckt auf säurefreiem Papier

Herstellung und Auslieferung:
Open Publishing GmbH
openpublishing.com

*Die Autor*innen wurden während der Bearbeitung des vorliegenden Sammelbands von vielen Menschen unterstützt.*

Besonderer Dank gilt:

Agnes Achterholt
Rainer Achterholt
Charly Achterholt
Frank Baumann
Peter Hoffmann
Johanna Ingenerf
Jörg Meier
Melina Raichle
Moritz Rakutt
Corinna Seither

Gefördert durch:

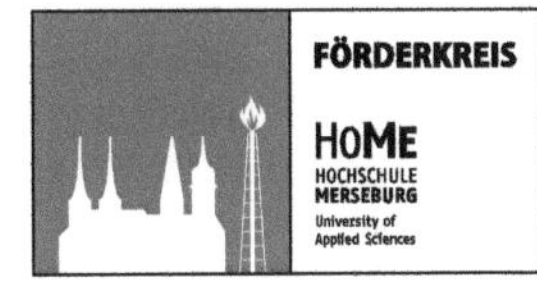

Inhaltsverzeichnis

Frederik Poppe

Inklusionsorientierte Kulturelle Teilhabe

Am 31.12.2019 lebten in Deutschland laut statistischem Bundesamt 7.902.960 Menschen mit schwerer Behinderung. Statistisch erhoben wurden dabei Menschen mit einem Grad der Behinderung (GdB) von 50 oder mehr.

In den Altersbereichen der unter 35-Jährigen sowie der über 65-Jährigen ist seit 2015 ein Zuwachs zu verzeichnen. Die größte in diesem Zusammenhang statistisch erhobene Altersgruppe bilden die über 65-Jährigen mit inzwischen 4.517.672 Menschen mit schwerer Behinderung. Seit 2013 stieg die Zahl dieses Personenkreises um insgesamt 426.065 Personen, dies entspricht einem Zuwachs von 9,4 % innerhalb der Alterskohorte (vgl. Statistisches Bundesamt 2021).

Auch für den Kulturbereich bedeuten diese Entwicklungen eine Ausweitung der Handlungsfelder im Kontext einer teilhabeorientierten Ausrichtung. Der Bevölkerungsanteil von Menschen mit anerkannter Behinderung steigt nicht zuletzt durch die demografische Alterung stetig an. Dem Abbau von Barrieren muss daher eine höhere Priorität beigemessen werden. Dazu sind finanzielle Ressourcen, aber auch konzeptionelle Überlegungen notwendig. In diesem Zusammenhang spielt die Erschließung neuer Zielgruppen für Kultureinrichtung eine wichtige Rolle, da eine diversitätssensible Ausrichtung der jeweiligen Institutionen den Zugang auch für bislang marginalisierte Gruppen berücksichtigen muss. Der Abbau von Barrieren bezieht sich dabei nicht nur auf bauliche Maßnahmen, sondern zugleich auf die Aspekte Kommunikation und ggf. Assistenz in Form von personeller Unterstützung oder assistiver Hilfsmittel sowie für die Sichtbarkeit von Kulturschaffenden mit Behinderungserfahrungen im Bereich Arbeit und für die Zugangsmöglichkeiten zu Aus- und Weiterbildungsmaßnahmen.

Die vorliegende Publikation bildet den zweiten Teil einer Schriftenreihe, die sich aktuellen teilhabeorientierten Fragen sozio-kultureller Arbeit widmet. Die Texte in diesem zweiten Band fokussieren den Bereich Theater und nehmen dabei insbesondere behinderungsspezifische Aspekte in den Blick.

Friederike Achterholt setzt sich im dritten Kapitel mit dem Thema Sichtbarkeit von Menschen mit Behinderung auf der Theaterbühne auseinander. Die Autorin diskutiert eine gesellschaftliche Inklusionsorientierung im Kontext eines teilhabeorientierten Blicks auf den Themenkomplex Behinderung. Inklusionsorientierung in diesem Verständnis „muss unter Berücksichtigung der Relationalität von Barrieren ein ständiger Prüfprozess sein, der nie abgeschlossen sein kann" (S. 114). Diesen Ansatz verfolgt Frau Achterholt unter Berücksichtigung der geltenden Gesetze und ratifizierten Konventionen. Sie legt dabei konkrete Handlungsempfehlungen für die Praxis vor und zeigt Möglichkeiten auf, jene Sichtbarkeit zu erhöhen.

Verena Bergmann nimmt ebenfalls Zugangsbarrieren in Theatern in den Blick und fokussiert im zweiten Kapitel einen mit besonderen Herausforderungen versehenen Bereich: „Relaxed Performances" ist ein Konzept, das seit Längerem in englischsprachigen Ländern diskutiert und umgesetzt wird. Die Autorin orientiert sich daher an Strukturen in Großbritannien und den USA und formuliert Handlungsempfehlungen in Form eines Leitfadens, um dieses Konzept im deutschsprachigen Raum stärker zu verankern. Sie fordert zudem eine Verbesserung der Beteiligungsmöglichkeiten von Menschen mit Behinderung in verschiedenen Bereichen des Theaterbetriebs. Dies würde ebenfalls dazu beitragen, die Sichtbarkeit des Personenkreises zu erhöhen und die Chancengerechtigkeit im Bereich der Aus- und Weiterbildungsmöglichkeiten zu verbessern.

Die aktuellen Entwicklungen im englischsprachigen Raum führen teilweise zu günstigen Rahmenbedingungen für innovative Praxis und Organisationsentwicklungen. Gegenstand des ersten Kapitels ist daher der Blick über den nationalen Tellerrand.

In der vorliegenden Publikation werden verschiedene Bereiche im Kontext einer kulturellen Teilhabe und einer Inklusionsorientierung im Kulturbetrieb thematisiert. Durch eine praxiswissenschaftliche Herangehensweise erhält die Leserschaft konkrete Handlungsempfehlungen, die für die Organisationsentwicklung im Theaterbetrieb hilfreich sein können. Es existiert bereits eine Vielzahl innovativer Ansätze, die sich häufig in zeitlich begrenzten Projekten oder geografisch vereinzelt sogar institutionell verstetigt wiederfinden. Nun gilt es, sogenannte Promising-practice-Beispiele publik zu machen, um eine flächendeckende Ausweitung der

Ansätze zu erzielen und die Nachhaltigkeit und langfristige Planungssicherheit in den Blick zu nehmen.

Seit Ratifizierung der VN-Behindertenrechtskonvention 2009 und durch das stufenweise Inkrafttreten des Bundesteilhabegesetzes (BTHG) seit 2017 haben sich die gesetzlichen Rahmenbedingungen in Deutschland verändert. Die damit verbundenen Entwicklungen sollen in den folgenden Kapiteln sowie in weiteren Veröffentlichungen dieser Schriftenreihe begleitet werden.

Literaturverzeichnis

Bundesministerium für Arbeit und Soziales (BMAS) (2020): Gesetz zur Stärkung der Teilhabe und Selbstbestimmung von Menschen mit Behinderungen (Bundesteilhabegesetz–BTHG). https://www.bmas.de/SharedDocs/Downloads/DE/PDF-Meldungen/2016/bundesteilhabegesetz.pdf?__blob=publicationFile&v=7 (Stand 28.06.2021).

Statistisches Bundesamt (2021): Schwerbehinderte Menschen am Jahresende. https://www.destatis.de/DE/Themen/Gesellschaft-Umwelt/Gesundheit/Behinderte-Menschen/Tabellen/geschlecht-behinderung.html (Stand 28.06.2021).

Frederik Poppe

Kulturelle Teilhabe – Orientierung am englischsprachigen Raum

„Was können wir von England lernen?" fragt Jutta Schubert in Ihrem Buchbeitrag „KÜNSTLER*INNEN MIT BEHINDERUNG SICHTBAR MACHEN – Diversität im Kunst- und Kulturbetrieb in Deutschland" und verweist dabei auf den „Creative Case for Diversity", ein auf zehn Jahre angelegtes Strukturprogramm, welches die Förderung von gesellschaftlichen Gruppen zum Ziel hat, die bislang im Kultursektor unterrepräsentiert sind. Das Programm ist inklusionsorientiert ausgerichtet – Inklusion wird dabei in einem weiten, also gesamtgesellschaftlichen Sinn, verstanden. Der Personenkreis von Menschen mit Behinderung bildet eine der Zielgruppen und eine Dimension eines diversitätsorientierten Ansatzes. Der „Creative Case for Diversity" ist finanziell gut ausgestattet, die Entscheidung über Fördermittelvergabe ist an den Nachweis gebunden, marginalisierten Bevölkerungsgruppen Zugänge zu geplanten Angeboten zu verschaffen. Insbesondere große, staatlich geförderte Kulturinstitutionen müssen diese Nachweise erbringen und transparent machen (vgl. SCHUBERT 2019).

Der „Creative Case for Diversity" ist ein Ansatz des Arts Council England, einen Beitrag zu mehr Vielfalt und Chancengerechtigkeit zu leisten. Organisationen und Künstler*innen sollen ihre Arbeit bereichern können, indem sie ein breites Spektrum an Einflüssen und Praktiken einbeziehen. Mit dem Creative Case lädt das Arts Council England den Kunst- und Kultursektor ein, sich mit einem neuen und anderen Ansatz für Vielfalt und Gleichberechtigung in der Kunst zu beschäftigen. Dieses auf Kunst und Kultur ausgerichtete Konzept, das Vielfalt als Chance betrachtet, stellt einen Perspektivwechsel dar. Vielfalt wird dabei nicht als vorgeschriebener Aspekt der Gleichstellungsgesetzgebung betrachtet, sondern als langfristige, nachhaltige Organisationsentwicklung unter Berücksichtigung eines kreativen Potenzials. Der „Creative Case for Diversity" ist dabei kulturspartenübergreifend angelegt. In allen Formen des Kunst- und Kulturbetriebs wird diversitätsorientiert investiert (vgl. Arts Council 2021).

In Deutschland wären solche Rahmenbedingungen begrüßenswert, da hierzulande häufig in zeitlich begrenzten Projektformaten geplant und gearbeitet wird. Diese mangelnde Planungssicherheit wirkt sich vor allem auf den Bereich Ausbildung aus. Der Dachverband EUCREA, der sich seit 1989 für eine teilhabeorientierte Kulturpolitik und für die Sichtbarkeit von

Kulturschaffenden mit Behinderung einsetzt, startete eine Offensive zur künstlerischen Qualifikation[1] und Ausbildung von Menschen mit Behinderung. In vier Bundesländern kooperiert der Verband mit Ausbildungsinstitutionen im Kulturbereich, welche die Zugänge zur Bildung modelhaft verbessern sollen.

„Die zunehmende Forderung nach einer Inklusion im Arbeitsleben ist ohne qualifizierte Ausbildung außerhalb der Behindertenhilfe nicht denkbar und führt aktuell zu einer doppelten Benachteiligung des Personenkreises. Finden Ausbildung und Qualifizierung ausschließlich in exkludierenden Strukturen statt, wird der spätere Zugang zu einer beruflichen Tätigkeit zusätzlich erschwert. Die qualitative Verbesserung von Bildungschancen – nicht nur in den Künsten – in der die Zielgruppe ihre Talente adäquat ausbilden kann, ist ein wichtiger Schritt in Richtung einer inklusiven Gesellschaft" (EUCREA 2021).

Neben Kooperationen im Bereich der bildenden Kunst und der Musik, sollen die Ausbildungssituationen auch in den Bereichen Tanz und Theater verbesset werden. Um den Blick auf diese Herausforderungen aus der Sicht von Schauspieler*innen mit Behinderungserfahrungen darzulegen, wurde die Schauspielerin Coco de Bruycker interviewt.[2]

---

1 Eine Qualifizierung ohne anerkanntes Zertifikat o. ä. ist in diesem Kontext nicht ausreichend. Daher werden hier teilhabeorientierte Qualifikationsstrukturen aufgebaut und Abschlüsse angestrebt (vgl. Thesing 2018).

2 Dieses Interview wurde von Marie Schümann (MS) mit Coco de Bruycker (CB) geführt und wird mit freundlicher Genehmigung der Schauspielerin und dem Verband EUCREA e. V. publiziert.

MS: Die erste Frage ist ein bisschen grundsätzlich, aber gehört natürlich dazu: Wie kamst du denn zum Schauspiel?

CB: Ganz klischeehaft: Ich habe mit sieben in der Theater AG angefangen. Meine erste Rolle war sogar die eines Geiers und ich hatte einen Monolog darüber, wie man frei über die Wälder fliegt und da habe ich einfach so einen Moment auf der Bühne gehabt, wo ich gemerkt habe „Wow, ich fühl mich gerade so richtig frei" und deshalb bedeutet Schauspiel für mich auch in gewisser Weise Freiheit, weil auf der Bühne oder auch im Film sind die Leute, und das klingt ein bisschen brutal, aber die Leute sind gezwungen mir zuzuschauen. Die Leute sind gezwungen Teil meiner Erfahrung zu sein, Teil meiner Situation zu sein und das geht so viel tiefer als bloße Interaktion auf der Straße, weil, und das ist mir besonders in Deutschland aufgefallen, das ist in Amerika, finde ich, anders. Aber wenn ich in Deutschland die Straße langlaufe, und ich humpele ja ein bisschen... also für die, die mich jetzt nicht kennen oder auch nicht wissen oder sehen wie ich laufe: ich humple halt. Ich hab seit Geburt eine Tetraspastik und ja es sieht halt einfach anders aus. Aber gerade weil ich jetzt in vielen Metropolen gelebt habe: ich hab in London gelebt, in New York, in Los Angeles. Da sind A so viele Leute total damit beschäftigt selber mit ihrem Leben klarzukommen und B gibt es da einfach so viele verschiedene Typen, dass ich einfach das Gefühl hatte, dass ich da einfach dazu passte. Für mich bedeutet Schauspiel immer noch Freiheit, für mich bedeutet Schauspiel Wahrheit und ja... Ich hab schon sehr lange ein Gefühl für Sprache gehabt und deshalb nenne ich mich auf meinen Social Media Kanälen auch gerne „Lizensierte Wortspielerin", weil Sprache und meine Liebe zum Wort und Sprache hat mich ursprünglich auf die Bühne geholt und das treibt mich heute immer noch an. Mein Wille und auch mein Wunsch ist es, das auszudrücken, was wir alle fühlen, aber sich keiner wirklich traut zu sagen.

MS: Wenn man über Freiheit nachdenkt, dann sind es ja meistens externe Themen die Freiheit beschränken. Vor welchen Barrieren oder Schwierigkeiten standest du als Schauspielerin mit Gehbehinderung?

CB: Also ich glaube grundsätzlich ist es immer alles eine Barriere im Kopf und ich glaube auch, dass meine eigene Barriere ganz oft in meinem eigenen Kopf ist. Als Schauspielerin selber, auch in der Vergangenheit, hatte ich schon die eine oder andere Diskussion. Ich war mal in einer Theaterproduktion, die in den 30er Jahren gespielt hat, also zur Nazizeit, da habe ich eine Widerstandskämpferin gespielt und da war dann auch die Frage: Sollen wir dich auf der auf der Bühne „Krüppel" nennen oder nicht? Für mich war das vollkommen ok, weil das die Realität der Zeit widerspiegelt und weil es ja auch in gewisser Weise mein Job war, das Publikum darauf hinzuweisen, wie es war, aber diese Idee ist im Endeffekt an meiner Mama zerschellt. Das weiß ich auch noch, weil sie mir damals gesagt hatte und da war ich glaub ich 18/19, da hat sie gesagt „Ich habe jetzt nicht 19 Jahre für dich gekämpft, damit ich mir angucken muss, in der Premierennacht, wie meine Tochter auf der Bühne „Krüppel" genannt wird, weil du alles andere als ein „Krüppel" bist. Es gab immer mal wieder kleine Diskussionen und das große Problem mit Inklusion und Diversität ist wirklich, dass es eher versteckt ist und das gilt, finde ich, sowohl für Behinderung als auch in Sachen Rassismus und allen möglichen Diskriminierungen. Es ist oft immer noch sehr versteckt und da schließt sich halt wieder der Kreis für mich, weil, wie gesagt, ich bin halt dazu da, dass ich das ausdrücke, was wir alle fühlen, aber sich keiner traut zu sagen. Dann kamen halt noch die finanziellen Herausforderungen dazu. Also grundsätzlich stand ich mir halt selber auch mental oft im Weg, weil mir wurde in Deutschland immer gesagt „Du hast hier als Schauspielerin mit Behinderung keine Zukunft" und deshalb bin ich ins Ausland gegangen. Erst nach London und in London habe ich dann wiederum das Stipendium für die New York Film Academy bekommen, dann bin ich nach New York und nachher LA und das hab ich alles über Crowdfunding finanziert. Das bedeutet ja, dass man eine große Menge Geld hat und dann die Öffentlichkeit fragt, ob sie davon Teil sein wollen, mir helfen wollen und das hat dann auch alles so geklappt. Aber grundsätzlich und so habe ich ja auch *EUCREA* im Endeffekt kennengelernt, war die finanzielle Herausforderung schon sehr, sehr groß und deshalb bin ich auch dankbar, dass sich da jetzt auch wieder so ein Kreis schließt und ich auch von *EUCREA* sehr viel Informationen

und Ressourcen bekommen habe und das auch wieder zurückgeben kann
jetzt mit meiner Geschichte.

*MS: Du hast das ja gerade kurz angeschnitten: Gibt es noch mehr Gründe
dafür, dass du die Ausbildung in den USA angestrebt hast, oder ist es vor
allem, weil es in Deutschland nicht geht oder nicht so leicht möglich ist?*

CB: Also als ich mein Studium in Amerika gemacht habe, da habe ich ganz
viele Meinungen von anderen bekommen, die gesagt haben „Warum hast
du es nicht erst in Deutschland versucht?" Ich muss gestehen, ich habe
nie an einer deutschen Schauspielschule vorgesprochen, aus dem Grund,
dass damals ein Freund von mir eine Hausarbeit darüber geschrieben hat,
über Inklusion an deutschen Theatern und der hat mir das so erklärt: Das
ist wie ein Teufelskreis, die Theater würden ganz gerne mit behinderten
Schauspielern arbeiten, aber die Schauspielschulen sagen: „Es gibt keinen Markt für die. Sprich, die Produktionsfirmen und die Theater wollen
die gar nicht, warum sollen wir die dann ausbilden?" Diesen Teufelskreis
hatte mein Freund mir aufgezeigt und von daher war ich da ziemlich ent-
mutigt und habe auch meine eigene Recherche gemacht. Und ich hab
halt einfach gemerkt, und das sagen hier auch Inklusionsaktivist*innen
in Deutschland: Deutschland ist, was andere Länder anbelangt, zwanzig
Jahre hinten dran. Nicht nur im Bezug auf Behinderung, sondern auch
auf Hautfarbe und ich habe jetzt mittlerweile auch den Vergleich. Es geht
besser und es geht größer und es geht weiter.

*MS: Also siehst du die amerikanische Fernseh- und Filmlandschaft, genau-
so wie die Ausbildungsmöglichkeiten, als inklusiver an als in Deutschland?*

CB: Also ich habe mein Abschluss an der New York Film Academy 2019
gemacht und als ich meinen Abschluss gemacht habe, da hatten wir eine
Schauspielerin, auch total talentiert, Emma Daniels, sie ist blind und aus
Südafrika. Wir hatten auch eine Studentin, mit der bin ich auch eine Zeit
zur Schule gegangen, die ist im Rollstuhl. Ich habe auf einmal mehr Möglichkeiten gesehen. Und auch, wenn man sich Netflix anguckt, gerade in

Zeiten des Streamings, ist es viel einfacher auch neue Filme zu präsentieren. Man ist lange nicht mehr an diese großen Studios gebunden, die dann irgendwas abwinken müssen. Heutzutage kann man wirklich seine eigenen Sachen machen und die präsentieren. Eine Freundin von mir, Tal Anderson, die ist eine sehr renommierte autistische Schauspielerin, wir sind mittlerweile auch sehr gut befreundet, die ist jetzt in Atypical auf Netflix, eine Show mit autistischen Schauspieler*innen, und sie ist als eine echte, autistische Schauspielerin im Cast. Ich bin halt immer ein Mensch, der sich gerne für ihre Freunde freut und die zeigen halt einfach, dass es auch anders geht und dass es möglich ist. Ich weiß halt einfach, dass es anders geht, von daher bin ich manchmal ein bisschen frustriert, dass ich hier immer noch auf Barrieren stoße. Ich bin jetzt gerade 6 Wochen in Berlin wegen des Schauspiels, im November 2020 wurde mein Künstlervisum in den USA noch unter der alten Administration abgelehnt und dann war ich inmitten der Pandemie gezwungen Amerika zu verlassen. Von daher war das erstmal so ein Schlag ins Gesicht, weil ich halt immer dachte, wenn ich das nur doll genug will, dann schaffe ich das auch. Aber die Pandemie hat einem wirklich so einen Strich durch die Rechnung gezogen und von daher war das ein riesiger Schock für mich, gerade weil ich hier in Deutschland sehr viele Entschuldigungen höre und Ausreden und ja einfach Schranken in den Köpfen. Ich bin von Natur aus eine, die sehr hart arbeitet und ich habe am jungen Staatstheater Mainz gespielt, also wir hatten da teilweise Probetage die waren acht Stunden in den Osterferien. Ich weiß, was es heißt, hart zu arbeiten und trotzdem, bei dem zweiten Vorsprechen, das ich hier in Berlin in einem kleinen Theater hatte, war das Erste, womit mich die die Inhaberin begrüßte: „Sie haben jetzt aber nicht gesagt, dass Sie eine Gehbehinderung haben, wie sollen Sie denn bei uns spielen können?" Wo ich mittlerweile im Ausland auch schon die Stärke und die Größe gefunden habe zu sagen: Hey, ich war da und da und ich habe die und die Ausbildung, ich habe mit dem und dem gearbeitet, ich kenne die und die Leute. Ich verstehe einfach nicht, warum es diese Ausreden gibt, denn es gibt sehr, sehr viele richtig talentierte auch sehr hart arbeiten Schauspieler*innen mit und ohne Behinderung und alles, was wir brauchen, ist eine Chance.

MS: Und in der in der schauspielerischen Ausbildung selber? Wurde das irgendwie thematisiert, also das da jetzt zum Beispiel eine Schauspielstudierende ist mit einer Sehbehinderung, oder dass jemand eine Gehbehinderung hat oder wird es gar nicht eingebunden thematisch, weil es eben nicht so relevant ist?

CB: Das ist das schöne, von dem ich hoffe, dass sich das in Deutschland auch noch etabliert... Ich habe mal ein Zitat über Rassismus gelesen und da hieß es: Es geht nicht darum, dass man sagt „Es gibt keinen Rassismus", es geht darum, dass man sagt „Ich sehe, dass du anders bist, und ich akzeptiere dich." Genau so war das halt in meiner Schauspielausbildung. Wir hatten ja auch Bewegungsunterricht und wir haben Yoga gemacht und ich komme aus einer athletischen Familie, also ich kann das alles, sieht nur anders aus, aber meine Dozent*innen waren immer sehr offen mit mir und haben gefragt, ob das geht oder ob sie mir helfen sollen. Das Einzige, was mich überrascht hat und auch in gewisser Weise berührt hat, war als ich mein Abschlussprojekt gemacht hatte, meinen Abschlussfilm. Da kam mein Dozent auf mich zu und hat gefragt „Coco wie soll ich dich zeigen? Ich kann dich entweder so zeigen, dass man gar nicht sieht, dass du was hast, oder ich kann dich so zeigen, wie du bist." Und allein schon, dass er mir diese Wahl gegeben hat, das hat mich wirklich sehr berührt und ich habe mich im Endeffekt so gezeigt wie ich bin und der Film wurde trotzdem cool und ich habe halt einfach diese Offenheit begrüßt. Ich glaube aber auch, dass ich selber diese Offenheit ausstrahle. Es ist nicht wirklich so, dass jeder Mensch mit seiner/ihrer Behinderung so offen umgeht, wie ich es tue und das ja beinhaltet auch sehr viel Arbeit, die ich an mir selber gemacht habe. Ich habe als Teenager sehr gestruggelt mit meiner Behinderung und habe mich dafür auch sehr gehasst und wollte eigentlich nur dazugehören. Das setzt halt einfach diese Selbstdisziplin voraus, dass man sagt „Nein ok, ich arbeite jetzt wirklich an meiner Selbstliebe, denn wenn ich mich selber nicht lieben kann, mich selbst nicht sehe, wie soll mich andere sehen?"

MS: Welche Hoffnungen hast du da so für die deutsche Theater- und Film-szene in Bezug auf die Darstellung der gesellschaftlichen Lebensrealität? So wie sie ist aktuell ist, ist sie ja sehr normiert.

CB: Mein großes Ziel ist wirklich, dass es zur Selbstverständlichkeit wird. Meine Managerin Keely Cat-Wells in Los Angeles, die hat einmal gesagt, es sei wirklich interessant zu sehen, dass Hollywood die ganze Zeit inspirierende Geschichten über Behinderung zeigen will, aber keine behinderten Schauspieler*innen wirklich einbeziehen will. Das wünsche ich mir auch für die deutsche Landschaft, dass wir wirklich Schauspieler mit und ohne Behinderung auf der Bühne, im Film, im Kino, einbeziehen und zusammenbringen und dass es auch wirklich zur Selbstverständlichkeit wird, also dass ich nicht immer instrumentalisiert werden muss für eine inspirierende Geschichte oder eine inspirierende Rolle. Es ist ein bisschen paradox, das weiß ich auch, weil ich immer ganz gerne sage „Ich bin jetzt meine eigene Revolution und ich mache einfach mein Ding" und dadurch, dass ich halt einfach mein Ding mache, ist es schon eine Revolution. Ich sehe schon, dass es einfach paradox ist, aber ja das ist meine große Vision: Selbstverständlichkeit.

*MS: Wie war es denn bisher bei Auftritten? Wurde es dann eher als selbst-verständlich angenommen oder wie haben deine Studienkolleg*innen reagiert? Medien, Publikum, Theaterkolleg*innen? Da gibt es ja vielfältige Bereiche.*

CB: Wie gesagt, dadurch, dass ich selber diese Offenheit ausstrahle, haben meine Kolleginnen und Kollegen das immer sehr offen angenommen. Ich war im Januar 2020 in einer Theaterproduktion im Annex Theater in Hollywood, da haben wir „Physics of Killing" aufgeführt, also „Die Physik des Tötens" und das war ein kurzes Stück, das hatte da auch Uraufführung und die ganze Geschichte basiert auf Widerstandskämpferinnen in den Niederlanden. Ich weiß nicht, ob ihr die Geschichte der Oversteegen Schwestern kennt, aber im Endeffekt haben sich während der Nazi-Besetzung in den Niederlanden besonders hübsche Teenagermädchen zusammengetan und haben dann angefangen Nazi-Offiziere mit ihrer Schönheit in die Wälder zu locken, und sie zu verführen und dann abzuknallen. Auf dieser Idee basiert das Stück und das wurde dann im Oktober im vergangenen Jahr unter Corona-Bedingungen auch verfilmt. Und dadurch, dass ich selber diese Offenheit ausstrahle, haben alle, die mit mir arbeiten, auch eine sehr große Offenheit und waren sehr begeistert von allem. Wir sind alle sehr glücklich. Ich glaube auch, wie es in den Wald schallt, so schallt es heraus. Ich bin der großen Überzeugung, dass es immer mit mir selber anfängt.

*MS: Ich habe in anderen Interviews gelesen, dass du auch ganz viele Stiftungen von anderen Schauspieler*innen angeschrieben hast oder Denzel Washington als Paten für dein Projekt oder deine Ausbildung gewinnen wolltest, bist du da auf eine ähnliche Offenheit gestoßen?*

CB: Also bis auf coole Videos kam da noch nicht so viel bei rum. Ich habe von den ganzen Stiftungen wirklich keine Antwort bekommen. Aber ich habe durch Denzel Washington zum Beispiel die Broadway-Kostümdesigner Alexander Allen kennengelernt und wir sind mittlerweile sehr gut befreundet. Ich habe die Anwaltskosten für mein Künstlervisum auch wieder gecrowdfunded und da hat er mich zum Beispiel auch unterstützt. Ich denke immer, das alles passiert ja aus einem Grund und irgendwann schließen sich dann die Kreise wieder, wenn es auch irgendwie nach 5 Jahren ist. Von den Stiftungen selber habe ich nicht zurückgehört, aber ich habe trotzdem Freunde gefunden.

MS: Es ist ja schade, dass dein Visum jetzt abgelehnt wurde, wenn du dich da gut aufgehoben gefühlt hast, aber wie sind da so deine nächsten Pläne? Würdest du versuchen, wieder eins zu bekommen unter der neuen Regierung? Oder würdest du versuchen doch irgendwie im deutschen Raum regional was zu verändern oder ist das noch so ein Riesenberg? Hast du da schon eine Idee oder eine Wunschvorstellung?

CB: Wenn ich ehrlich bin... also die Stadt, in der ich mich wirklich zu Hause fühle, ist wirklich Los Angeles und vor kurzem habe ich gemerkt, dass Berlin und LA Schwesterstädte sind. Aber von daher habe ich mir da noch keine konkreten Gedanken gemacht. Ich bin jetzt erstmal hier. Ich habe ja immer gesagt, wenn ich zurück nach Deutschland gehe, dann Berlin, weil es ein Hotspot ist und ich werde jetzt erst mal gucken, was sich ergibt. Es ist auch so, dass ich selber schreibe, also ich habe jetzt auch selber Material, das ich gerne produzieren würde und da haben sich jetzt auch schon wieder Menschen gemeldet vom Staatstheater Mainz, die in Berlin sind, die was zusammen machen wollen, also von daher bin ich da jetzt sehr offen und ich warte jetzt erstmal diese Pandemie ab und dann wird sich zeigen was dabei rumkommt.

MS: Erstmal noch weiter vernetzen sozusagen.

CB: Genau. Ich meine, wir sind ja eh alle auf einer Welt. Ich sage immer, solange wir alle auf einer Welt hausen ist eh alles möglich. Wenn wir jetzt entscheiden würden, auf den Mars auszuwandern, wird es ein bisschen schwierig, aber solange wir alle auf einer Welt sind, geht alles.

MS: Liebe Coco, herzlichen Dank, das war es soweit von unserer Seite. Viel Erfolg bei all deinen Plänen!

Literaturverzeichnis

Arts Council (2021): Creative Case for Diversity. https://www.artscouncil.org.uk (Stand 16.9.2021).

EUCREA (2021): ART+ künstlerische Ausbildung und Qualifizierung für Menschen mit Behinderung. https://eucrea.de/aktivitaeten/strukturprogramme/art plus-ausbildung-2021-2024 (Stand 15.9.2021).

Schubert, Jutta (2019): Künstler*innen mit Behinderung sichtbar machen – Diversität im Kunst- und Kulturbetrieb in Deutschland. In: Daners, Peter; Poppe, Frederik; Schank, Anika; Schmitt, Melanie (Hrsg.): Wechselwirkungen. Kunst im Kontext der Inklusionsdebatte. Heidelberg: arthistoricum.net. S. 75–86.

Thesing, Stefan (2019): Binnendifferenzierung, Qualifizierung und Qualifikation. In: Teilhabe 57 (3), 104–111.

Verena Bergmann

Relaxed Performances als Möglichkeit zur Reduktion von Zugangsbarrieren bei Theateraufführungen

Inhaltsverzeichnis

1. *Aufführungen für die Norm*

Benjamin Jürgens, ein junger Mann mit Tourette-Syndrom, steht auf der Bühne des Bockenheimer Depots in Frankfurt, er beschreibt sein persönliches Bild von Theateraufführungen: „Es ist ziemlich eng. Viele Leute, viele Reize. Man sitzt da im Dunkeln und soll die ganze Zeit stillhalten. <Halt's Maul, Babsi>[1] [...] Während die da unten versuchen, ihr Bestes zu geben. Es ist: ziemlich viele Regeln, ziemlich viele Konventionen, ziemlich viele Erwartungen." (Rimini Protokoll 2019, 00:10:05–00:10:31). Es ist kein einladendes Bild, das Benjamin Jürgens während der Aufführung von „Chinchilla Arschloch, waswas" des Performance-Kollektivs Rimini Protokoll zeichnet, und doch fasst es sehr präzise nahezu alle Gegebenheiten eines gewöhnlichen Aufführungssettings zusammen, an denen Relaxed Performances ansetzen.

Relaxed Performance ist ein Konzept, mit dem versucht wird, Theateraufführungen für das Publikum ‚entspannter' zu gestalten, indem Barrieren reduziert werden. Durch Anpassungen im Aufführungskonzept, wie bspw. bei der Bewegungsfreiheit des Publikums, werden Aufführungen für Menschen zugänglicher, die sonst durch übliche Gegebenheiten, wie bspw. Stille oder Dunkelheit, vom Besuch einer Aufführung ausgeschlossen werden.

Der Ursprung von Relaxed Performances liegt vor rund zehn Jahren in Großbritannien. Mittlerweile haben dort einige Theaterhäuser Relaxed Performances als Konzept zur Barrierereduktion übernommen und auch Theater in den USA und Kanada bieten Relaxed Performances als festen Bestandteil des barrierereduzierten Angebots an. In der englischsprachigen Fachliteratur lassen sich wissenschaftliche Beiträge aus den Bereichen Drama Education oder Applied Theatre finden, ebenso sind bereits Ansätze zur Auswertung einzelner Veranstaltungen vorhanden.

In Deutschland hingegen blieb die Umsetzung von Relaxed Performances bis auf vereinzelte Ausnahmen bisher aus. Ebenso ist in der deutschsprachigen Fachliteratur keine wissenschaftliche Forschung zu Relaxed Performances im Theater zu finden und eine öffentliche Debatte

---

1   Vokale Tics werden im Folgenden so <Tic...> gekennzeichnet

fand (noch) nicht statt. Ein Rückstand in Forschung und Praxis zu diesem Feld ist in Deutschland festzustellen.

Der vorliegende Buchbeitrag behandelt die zentrale Frage, wie Relaxed Performances zur Reduktion von Zugangsbarrieren bei Theateraufführungen beitragen können. Zur Untersuchung dieser Frage wurde mit bestehender Literatur gearbeitet.

Zentraler Aspekt ist die Auseinandersetzung mit Relaxed Performances als Möglichkeit zur Reduktion von Barrieren bei Theateraufführungen. Bei der Identifikation von Barrieren werden lediglich die für Relaxed Performances relevanten Barrieren Beachtung finden und nicht alle Barrieren untersucht werden können, mit denen sich behinderte Zuschauende bei einem Theaterbesuch möglicherweise konfrontiert sehen. Gleichwohl sollte in der Praxis berücksichtigt werden, dass Besuchende vielleicht mehrere Barrieren gleichzeitig wahrnehmen. Außerdem wird nicht auf Möglichkeiten aus künstlerischer Perspektive eingegangen, um der Entstehung von Barrieren auf Inszenierungsebene vorzubeugen, denn: gegenwärtig steht das Wissen um die allgemeinen Rahmenbedingungen zur Umsetzung von Relaxed Performances für die deutsche Theaterlandschaft im Vordergrund, um mit ihren Aufführungen beginnen zu können.

Zu Beginn sollen für das Verständnis relevante Begriffe geklärt werden. Anschließend soll die Frage nach bestehenden und für Relaxed Performances relevanten Barrieren bearbeitet werden. Hierfür werden diese identifiziert und kategorisiert. Daran anschließend sollen Forderungen für die deutsche Theaterlandschaft erarbeitet werden. Darauffolgend soll die Frage beantwortet werden, was Relaxed Performances auszeichnet. Hierfür wird ein Blick in den internationalen Raum geworfen, um die Entstehung der Bewegung nachzuvollziehen und mögliche Gelingensbedingungen und Umsetzungsmodelle herauszuarbeiten. Stellvertretend für viele sollen an dieser Stelle außerdem zwei mögliche Zielgruppen von Relaxed Performances vorgestellt werden. Dabei werden die Bedürfnisse von Menschen mit Tic-Störungen und Menschen im Autismus-Spektrum[2] im Kontext Theateraufführung beleuchtet. Hiernach werden Risiken

---

2 Die Begriffe ‚Mensch im Autismus-Spektrum', ‚Autist*in', ‚autistischer Mensch' werden im Folgenden gleichbedeutend verwendet

und Grenzen von Relaxed Performances diskutiert. Nachfolgend werden Rechercheergebnisse zu bereits veranstalteten Relaxed Performances zusammengetragen und ein daraus erarbeiteter Leitfaden soll mit einem Zugang für die Praxis den Beitrag abschließen und die Frage behandeln, wie Relaxed Performances in einer Theateraufführung gestaltet werden können.

2. Behinderung, Zugangsbarrieren und Theateraufführungen

2.1. Behinderung

Für den Begriff der Behinderung gibt es keine allgemein gültige Definition, vielmehr wird seit Jahrzehnten ein reger Diskurs um den Behinderungsbegriff geführt, woraus eine Mehrzahl von Modellen hervorgehen, die den Begriff unterschiedlich definieren. Dederich beschreibt Behinderung als ein „kontextbedingtes Figur-Hintergrund-Phänomen" (Dederich 2016, S. 107), um zu verdeutlichen, dass Behinderung an verschiedene Deutungs- und Handlungsmuster geknüpft sei und immer aus der Perspektive der jeweiligen sozialen Praktik heraus erscheine (vgl. ebd.).

Der vorliegende Text bezieht sich auf das soziale Modell von Behinderung. Der Begriff „social model of disability" wurde von Mike Oliver ab 1983 geprägt (vgl. Shakespeare 2017, S. 197). Das soziale Modell von Behinderung ist als Gegenperspektive zum bis dahin vorherrschenden individuellen Modell von Behinderung entstanden. Das „individuelle [...] Modell [...] setzt Behinderung mit der körperlichen Schädigung oder funktionalen Beeinträchtigung gleich und deutet sie als schicksalhaftes, persönliches Unglück, das individuell zu bewältigen ist. Als geeigneter Lösungsansatz gilt die medizinisch-therapeutische Behandlung" (Waldschmidt 2005, S. 16 f.).

Das soziale Modell von Behinderung nimmt den Fokus von der einzelnen behinderten Person und deren physischen Funktionen und legt ihn stattdessen auf die Gesellschaft. Es zeichnet sich durch eine klare Trennung der Begriffe „impairment" (Beeinträchtigung) und „disability" (Behinderung) aus, die durch die 1972 gegründete Organisation Union of the Physically Impaired Against Segregation (UPIAS) erstmals definiert wurden. Unter Beeinträchtigung wird dabei „die objektive Schädigung einer anatomischen Struktur oder eines körperlichen Prozesses" (Kastl 2017, S. 48) verstanden. Behinderung ist dabei die Benachteiligung oder Einschränkung einer Tätigkeit, „caused by a contemporary social organisation which takes no or little account of people who have physical impairments and thus excludes them from participation in the mainstream of social activities." (UPIAS 1975, S. 15).

Aufbauend auf der Trennung der beiden Dimensionen, physisch und sozial, ergibt sich der Kerngedanke des sozialen Modells, dass Behinderung kein Ergebnis medizinischer Pathologie sei, sondern das Produkt sozialer Organisation, die Menschen durch die Errichtung von Barrieren gegen ihre Partizipation behindere (vgl. Waldschmidt 2005, S. 18). Menschen sind folglich nicht behindert, sondern Menschen werden behindert.

Das soziale Modell wird aus verschiedenen Kreisen kritisiert und sollte nicht unreflektiert übernommen werden. Trotz aller Kritikpunkte[3], die das soziale Modell mit sich bringt, wie bspw. der klaren Trennung der Begriffe und der starken Fokussierung auf Behinderung, die ein Risiko für die Vernachlässigung von körperlichen Beeinträchtigungen und Folgen wie Schmerzen birgt (vgl. Shakespeare 2017, S. 199), ist das soziale Modell als geeignet zu betrachten, um Relaxed Performances im Theater zu beleuchten. Das soziale Modell fordert als Reaktion auf die soziale Unterdrückung behinderter Menschen unter anderem eine starke Reduktion von Barrieren (vgl. ebd., S. 197 f.). An eben diesem Fokuspunkt setzen Relaxed Performances an.

2.2. Barrieren, Barrierefreiheit

Eine Barriere kann allgemein als Gegenstand verstanden werden, der einzelne Personen oder Gruppen daran hindert, ein Ziel zu erreichen, und der nicht nur mit physikalischem Kraftaufwand aus dem Weg geräumt werden kann (vgl. Leidner 2007, S. 29).

Für Relaxed Performances relevante Barrieren lassen sich jedoch greifbarer mit Kastls Barrieredefinition beschreiben. Barrieren seien demnach, anknüpfend an das soziale Modell von Behinderung, „verkleidete Normen der Gesellschaft darüber, womit Menschen aus eigener Kraft zurechtkommen müssen" (Kastl 2017, S. 49).

---

3   Weiterführend dazu: Waldschmidt (2005) / Shakespeare (2017)

Barrieren sind in zwei Richtungen als relational zu verstehen. Zum einen stehen sie im Zusammenhang mit dem Körper und dessen (Dys-)Funktionen. Zum anderen verhalten sie sich relational zu einer sozialen Struktur und bestimmten Normalitätserwartungen (vgl. Kastl 2017, S. 54). Ausgeführt bedeutet dies, dass Barrieren nicht für alle Menschen gleich sind, sondern bspw. entsprechend einer Beeinträchtigung oder situativer Normalitätserwartungen variieren. Daraus ergibt sich, dass Möglichkeiten zur Reduktion dieser Barrieren spezifisch erarbeitet werden müssen. Dabei besteht mit der Reduktion einer Barriere die Gefahr des Entstehens einer neuen Barriere[4].

Der Begriff Barrierefreiheit ist jedoch als Forderung zu verstehen, vorherrschende Normen zugunsten behinderter Menschen zu verändern (vgl. ebd., S. 49). Laut Kastl, bleibe eine komplett barrierefreie Welt jedoch unerreichbar, da dies in der kompletten Elimination aller Teilhabemöglichkeiten ende, die Menschen nutzen könnten (vgl. ebd., S. 54 f.).

Unter einer Zugangsbarriere versteht man Barrieren, die Menschen daran hindern, eine Theateraufführung zu besuchen, da bestimmte Voraussetzungen dafür nicht vorhanden sind. Unter einer Zugangsbedingung wird eine Bedingung verstanden, die erfüllt sein muss, damit ein Mensch an einer Aufführung teilnehmen kann.

2.3. Theateraufführung

Der vorliegende Beitrag orientiert sich am Aufführungsbegriff, der durch die Theaterwissenschaftlerin Erika Fischer-Lichte beschrieben wurde. Eine Aufführung ist demnach „ein Ereignis [..], das aus der Konfrontation und Interaktion zweier Gruppen von Personen hervorgeht, die sich an einem Ort zur selben Zeit versammeln, um in leiblicher Ko-Präsenz eine Situation zu durchleben, wobei sie, z.T. wechselweise, als Akteure und Zuschauer agieren" (Fischer-Lichte 2014, S. 15 f.). Sie zeichnet sich durch die vier Hauptaspekte Medialität, Materialität, Semiotizität und Ästhetizität aus.

---

4   Zur Verdeutlichung wird hierfür oft das Beispiel von abgesenkten Bordsteinen erwähnt, die für Rollstuhlfahrer*innen eine Erleichterung im Straßenverkehr darstellen und für sehgeschädigte oder blinde Fußgänger*innen unter Umständen eine Erschwernis sein können.

Die Medialität liegt im Zusammenspiel von Zuschauenden und Akteur*innen begründet, die durch Reaktionen auf das Erlebte Einfluss aufeinander nehmen. Die Materialität einer Aufführung ist anders als bspw. bei einem Gemälde nicht fixierbar, sondern entsteht performativ während des Verlaufes und kann nicht konserviert werden. Mit der Semiotizität wird die Bedeutungsebene einer Aufführung behandelt, die durch individuelle Wahrnehmungsprozesse der Beteiligten entsteht und sich ebenfalls in jeder Aufführung neu erschafft. Die Ästhetizität zeichnet sich durch ein Außer-Kraft-Setzen von Gegensätzen[5] aus. Aufführungen sind prozesshafte, in ihrem Verlauf sich selbst erzeugende und nicht fixierbare Ereignisse und können nicht als alleinstehendes, abgeschlossenes Werk betrachtet werden (vgl. ebd., S. 17 ff.).

Vor allem die Medialität einer Aufführung muss im Kontext einer Relaxed Performance besondere Beachtung erfahren. Allen Beteiligten, sowohl Zuschauenden als auch Akteuren, fällt dabei die Rolle als „Mit-Erzeuger" (Fischer-Lichte 2014, S. 17) einer Aufführung zu, durch deren Interaktion die Aufführung selbst Gestalt annimmt. Gleichzeitig kann keine der beiden Parteien den Prozess alleine bestimmen (vgl. ebd., S. 17 f.). Die Reaktionen des Publikums werden somit als elementare Voraussetzung zum Vorhandensein einer Aufführung betrachtet. Die Rahmenbedingungen einer Relaxed Performance erlauben bewusst und fördern verstärkt Reaktionen des Publikums, die nicht nur im Inneren des Zuschauenden stattfinden oder in disziplinierten Reaktionen wie gelegentlichem Lachen oder Klatschen geäußert werden.

---

5   Wie bspw. ästhetisch – sozial, chaotisch – zielgerichtet, etc.

3. *Zugangsbarrieren bei Theateraufführungen*

3.1. Identifikation der Barrieren

Während des Besuchs einer Kultureinrichtung können sich behinderte Menschen mit Barrieren konfrontiert sehen. Wie oben beschrieben, sind Barrieren als relational zu Beeinträchtigung und sozialer Struktur (vgl. Kastl 2017, S. 54) zu verstehen. Im Theaterkontext bedeutet dies, dass Besuchende mit verschiedenen Beeinträchtigungen durch unterschiedliche Barrieren behindert werden können und dass verschiedene Bereiche des Theaters unterschiedliche Normalitätserwartungen reproduzieren, die zum Teil wiederum als Barrieren wirken.

Im Folgenden werden Barrierearten Erwähnung finden, die direkt für Relaxed Performances relevant sind. Diese Barrieren lassen sich in keine der bestehenden Barrierekategorien an Theatern[6] einordnen. Daraus erwächst die Notwendigkeit, Barrieren, auf die Relaxed Performances reagieren, neu zu identifizieren und zu kategorisieren. Ziel davon ist, die Sensibilität für Gegebenheiten, die im Kontext einer Aufführung zur Barriere werden können, zu erhöhen, um im Anschluss adäquat mit Maßnahmen zur Reduktion jener zu reagieren.

Es fehlt ein erweitertes Verständnis davon, welche Gegebenheiten für Menschen Barrieren darstellen und dass diese Gegebenheiten sich nicht nur auf das Hören und Sehen einer Aufführung oder die Erreichbarkeit eines Gebäudes in einem Rollstuhl beschränken. Auch die Gestaltung der Umgebung trägt maßgeblich dazu bei, versteckte Normen der Gesellschaft zu reproduzieren und Barrieren zu schaffen.

Diese Barrieren lassen sich am sinnvollsten nach den Strukturen gliedern, durch die sie hervorgebracht werden. Im Folgenden werden diese Barrieren in drei Teilbereiche gegliedert.

---

6 Wie bspw. die bauliche Barrierefreiheit, die durch die DIN 18040-1 bauliche Anpassungen an öffentlichen Orten regelt, oder Teile der von Rink (2019, S. 29 ff.) definierten Formen von Kommunikationsbarrieren, von welchen einige auch im Aufführungskontext für gehörloses und hörendes Publikum auftreten können (vgl. Mälzer; Wünsche 2019, S. 600).

3.1.1. Auf Publikumsnorm basierende Barrieren

Eine Quelle für Barrieren kann ein sehr traditionelles Verständnis von Publikumsverhalten sein, das während vieler Aufführungen reproduziert wird und bestimmte ungeschriebene Verhaltensregeln mit sich bringt. Zu diesem Barrieretyp zählen mögliche Barrieren wie Schweigen während der Aufführung und die Erwartung an das Publikum, den Saal nur in der Pause und am Ende zu verlassen, während im Verlauf der Aufführung am zugewiesenen Platz sitzend dem Geschehen zu folgen ist. Dieses Bild des nahezu komplett disziplinierten Publikums entstand im ausgehenden 18. Jahrhundert im Zuge der Theaterreform[7] (vgl. Höhne 2019, S. 17) und brachte eine bis heute geltende Verhaltensnorm hervor, die Simpson als sich selbst im Verhalten regulierend beschreibt (vgl. Simpson 2018, S. 228). Dieses von der Mehrheit der Gesellschaft akzeptierte Bild des Publikums orientiert sich an Menschen, für deren Körper es bspw. keine Herausforderung darstellt, über längere Zeit nahezu bewegungslos und still zu sitzen, oder für deren Reizverarbeitung und Selbstregulierung es nicht notwendig ist, sich phasenweise sensorisch[8] intensiven Situationen zu entziehen.

3.1.2. Ästhetisch-technische Barrieren

Eine zweite Quelle für Barrieren können bestimmte ästhetisch-technische Entscheidungen in der Umsetzung einer Inszenierung sein. Darunter fallen meist visuelle oder auditive Eindrücke, die während einer Aufführung auftauchen können, bspw. plötzliche laute Geräusche, Stroboskop-Licht, in den Publikumsraum schwenkendes Licht oder Nebel. In Anlehnung an Kastls Barrierebegriff (vgl. Kastl 2017, S. 49) könnte argumentiert werden, dass auch hinter ästhetischen Entscheidungen verkleidete gesellschaftliche Normen stehen, die erwarten, dass zuschauende Personen mit plötzlichem Licht, lauten Geräuschen oder Ähnlichem problemlos zurechtkommen müssten.

---

7   Weiterführend zur Geschichte des Publikumsverhaltens: Höhne (2019).

8   Sensorisch bedeutet: „die Sinnesorgane, die Aufnahme von Sinnesempfindungen betreffend" (Bibliographisches Institut 2020).

3.1.3. Infrastrukturelle Barrieren

Infrastrukturelle Barrieren entstehen aus fehlenden Vorkehrungen oder Einrichtungen, die auf die Bedürfnisse bestimmter Zielgruppen eingehen.

Ein Beispiel für ein infrastrukturelles Defizit ist das Fehlen eines ausgewiesenen und zu diesem Zweck gestalteten Rückzugsortes für Menschen, die während der Aufführung den Saal verlassen möchten, da bspw. sensorische Eindrücke als zu intensiv wahrgenommen wurden. Des Weiteren kann für Menschen im Autismus-Spektrum eine fehlende Social/Visual Story[9], die den Ablauf eines Theaterbesuches im Vorhinein erklärt und so der Ungewissheit des Theaterbesuches entgegenwirkt, eine infrastrukturelle Barriere darstellen.

Wie die DIN-Norm zum barrierefreien Bauen zeigt, besteht bspw. für die Bedürfnisse von Menschen mit Mobilitätseinschränkungen und die daraus resultierenden notwendigen infrastrukturellen Anpassungen bereits ein gesellschaftliches Verständnis. An Infrastruktur, die generell an den Bedürfnissen von Menschen mit anderen bestimmten Beeinträchtigungen orientiert ist, fehlt es an Theatern hingegen noch.

3.2. Forderungen

Die Forderungen für eine Reduktion von Barrieren im Theater lassen sich auf verschiedenen Ebenen beschreiben. Begonnen werden soll damit, dass die Reduktion von Barrieren in Kultureinrichtungen rechtlich verankert ist.

Die Behindertenrechtskonvention der Vereinten Nationen (UN-BRK) trat 2009 in Deutschland in Kraft. Deutschland als Vertragsstaat erkennt damit in Artikel 30 UN-BRK „das Recht von Menschen mit Behinderungen, gleichberechtigt mit anderen am kulturellen Leben teilzunehmen" (Art. 30, Abs. 1 UN-BRK), an. Außerdem sollen alle geeigneten Maßnahmen getroffen werden, „um sicherzustellen, dass Menschen mit Behinderungen

---

9 Eine soziale Geschichte, die vorbereitend auf den Besuch Gegebenheiten vor Ort und die soziale Ebene eines Besuches beschreibt, s. Kapitel 5.2.1.

a) Zugang zu kulturellem Material in zugänglichen Formaten haben;
b) Zugang zu [...] Theatervorstellungen und anderen kulturellen Aktivitäten in zugänglichen Formaten haben; [...]" (Art. 30, Abs. 1a, 1b UN-BRK).

Die britische Performance-Künstlerin Jess Thom, die selbst mit dem Tourette-Syndrom lebt und die Organisation touretteshero mitbegründete, fordert, dass Relaxed Performances als eine wesentliche Gleichstellungsmaßnahme verstanden werden müssen und als etwas, wobei es um die Diversifizierung und Weiterentwicklung des Publikums gehe. Des Weiteren sollten Relaxed Performances laut Thom nicht länger als Akt der Wohltätigkeit betrachtet werden (vgl. Huth; Schreibner 2019).

Da der Diskurs um Relaxed Performances in Großbritannien und den USA im Vergleich zur deutschsprachigen Theaterlandschaft sehr viel weiter vorangeschritten ist, beziehen sich aktuelle Forderungen dort mehrheitlich auf bestimmte Umsetzungsformen von Relaxed Performances in der Praxis und weniger auf die grundlegende Forderung ihres Vorhandenseins. Linus Müller, der auf dem Blog Autismus-Kultur aktuelle Forschungsergebnisse zu Autismus in Deutschland aus autistischer Sicht zeigt, beendet seinen Beitrag zu Autismus im Theater und Kino mit den Worten: „Ehrlich gesagt, wäre ich froh, wenn wir in Deutschland auch nur ansatzweise eine solche Debatte hätten. [...] Wir haben sie nicht, weil es (meines Wissens) noch kein Theater gibt, das autistische Menschen als Zuschauer in Betracht zieht" (Müller 2019). In der deutschen Theaterlandschaft ist trotz vereinzelt stattfindender Relaxed Performances ein enormer Rückstand der Literatur, sowie der Beschäftigung mit dem Thema und der praktischen Umsetzung festzustellen. Es gibt zum aktuellen Stand[10] keine wissenschaftliche Veröffentlichung oder Forschung zum Thema Relaxed Performances in Deutschland.

Gleichwohl hat sich Deutschland durch die Unterzeichnung der UN-BRK und der Verabschiedung des entsprechenden Bundesgesetzes[11] rechtskräftig dazu verpflichtet, unter anderem Theateraufführungen für

---

10 Stand der Recherche: August 2020

11 Gesetz zu dem Übereinkommen der Vereinten Nationen vom 13. Dezember 2006 über die Rechte von Menschen mit Behinderungen sowie zu dem Fakultativprotokoll vom 13. Dezember 2006 zum Übereinkommen der Vereinten Nationen über die Rechte von Menschen mit Behinderungen

behinderte Menschen zugänglich zu gestalten. Angesichts der Tatsache, dass laut verschiedener Erfahrungsberichte [12] [13] weiterhin Menschen aufgrund von Beeinträchtigungen von Aufführungen ausgeschlossen werden, ist eine Beschäftigung mit dem Thema in Deutschland dringend geboten.

Die Verantwortung, mehr Relaxed Performances anzubieten, liegt bei Theatern und Spielstätten. Diese können durch eine wissenschaftliche Beschäftigung mit dem Thema für bestehende Barrieren in ihren Institutionen sensibilisiert werden. Des Weiteren müssen Handlungsanstöße zur praktischen Umsetzung erarbeitet werden, damit Relaxed Performances in den regulären Theaterbetrieb eingebunden werden können.

---

12 Bspw. beschreibt Linus Müller die Situation einer Mutter, die mit ihrer autistischen Tochter ein Theaterstück besuchen wollte. Der einzige Platz, der für die Tochter halbwegs angenehm erschien, war der Gang außen. Andere Zuschauende fühlten sich durch das Verhalten der Tochter gestört und sie durften nicht auf dem Gang sitzen bleiben, weshalb sie die Aufführung frühzeitig verließen (vgl. Müller 2019).

13 Jess Thom beschreibt auf ihrem Blog, dass sich einige Zuschauende durch ihre Tics während einer Theateraufführung gestört fühlten und sie gebeten wurde den Raum zu verlassen. Sie musste den Rest der Aufführung aus der Tonkabine zuschauen (vgl. Thom 2014).

4. Relaxed Performances als Möglichkeit zur Reduktion von Zugangsbarrieren im Theater

4.1. Das Aufführungskonzept Relaxed Performance

Relaxed Performance ist eine Art und Weise, Theateraufführungen zu gestalten, um sie zugänglicher und barrierearm zu gestalten. Relaxed Performances begegnen Geräuschen und Bewegungen, die vom Publikum ausgehen, entspannt. Sie geben allen Zuschauenden die Erlaubnis, sich zu entspannen und natürlich auf das Erlebte zu reagieren (vgl. Cock u. a. 2019, S. 39). Des Weiteren erkennen Relaxed Performances an, dass Zuschauende auch dann noch konzentriert oder fokussiert sein können, wenn sie sich währenddessen bewegen oder verbal äußern (vgl. Simpson 2018, S. 229). Um diese Rahmenbedingungen zu schaffen, werden bestimmte Anpassungen am Aufführungssetting vorgenommen, wie bspw. die Einrichtung eines Rückzugsortes oder die Reduktion auditiver und visueller Reize durch die Bühnentechnik.

4.2. Relaxed Performances im internationalen Raum

4.2.1. Entwicklung der Bewegung

Im Folgenden sollen die Entwicklung der Bewegung in Großbritannien und den USA sowie einzelne Wendepunkte dargestellt werden.
Die Relaxed Performance Bewegung entstand in Großbritannien aus den sich in den 1990er Jahren entwickelnden sensory-friendly Filmvorführungen in Kinos (vgl. Simpson 2018, S. 229). Bei diesen Filmvorführungen werden, ähnlich wie bei Relaxed Performances, einige Anpassungen des Settings vorgenommen. So sind bspw. Bewegungen oder Geräusche ausdrücklich erlaubt, das Saallicht wird nur gedimmt, oft gibt es eine Relax-Zone[14] außerhalb des Kinosaals und eine Social Story zum Kinobesuch wird angeboten. Viele Autist*innen nutzen diese Gelegenheit, um einen

---

14 Ein Rückzugsort außerhalb des Aufführungssettings, s. Kapitel 5.4.1

Film zu sehen. In der Literatur werden die Begriffe ‚sensory-friendly' oder ‚autism-friendly' gleichermaßen dafür verwendet.

Die ersten dokumentierten autism-friendly Performances im Theater fanden 2009 im Polka Theatre in London statt. Einige wenige Theater in England folgten dieser Praxis und entwickelten ebenfalls Relaxed Performances in ihren Häusern, unter ihnen das West Yorkshire Playhouse in Leeds oder das Little Angels Theatre und das Unicorn Theatre in London (vgl. Fletcher-Watson 2015, S. 63 f.).

Als markanter Wendepunkt der bis dahin noch sehr kleinen und wenig bekannten Bewegung kann der 2. August 2011 genannt werden. An diesem Tag erschien in der Londoner Tageszeitung Evening Standard ein Artikel, der die diskriminierende Erfahrung eines zwölfjährigen Jungen im Autismus-Spektrum und seiner Familie beim Besuch einer Theateraufführung im Apollo Victoria Theatre schilderte. Gregor Morris besuchte mit seiner Familie eine Aufführung des Musicals „Wicked". Während der Aufführung wurde die Familie gebeten, den Saal zu verlassen, da Gregor Morris sich zu laut verhalte, obwohl auf Nachfrage des Vaters bestätigt wurde, dass es keine Beschwerden der anderen Zuschauenden gegeben habe (vgl. Evening Standard 2011). Der Fall von Gregor Morris lenkte den öffentlichen Fokus auf die Problematik exkludierender Settings bei Theateraufführungen und den diskriminierenden Umgang mit behinderten Zuschauenden. Der Fall wurde bald darauf von der nationalen Presse aufgegriffen und diskutiert. Die Ambassador Theatre Group, zu der auch das Appollo Victoria Theatre gehört, entschuldigte sich öffentlich für diesen Vorfall und räumte Fehler im Vorgehen der Angestellten ein. Um einer wiederholten Diskriminierung von behinderten Zuschauenden vorzubeugen und gemeinsam Lösungen zu suchen, wurde im Anschluss daran ein Theatre Industry Day in Zusammenarbeit mit der National Autistic Society (NAS), der größten Interessensvertretung von Autist*innen in Großbritannien, organisiert (vgl. Kempe 2015, S. 59).

Daraus entstand das 2012/13 stattfindende Relaxed Performance Project als Pilotprojekt (vgl. Kempe 2019, S. 28). Dieses Projekt setzte von November 2012 bis August 2013 acht Relaxed Performances um, die in verschiedenen Teilen Großbritanniens aufgeführt wurden. Hierfür schlossen sich acht große Theaterhäuser mit verschiedenen Interessenvertretungen und Expert*innen für Autismus (u. a. NAS), sowie Interessenvertretungen der Theaterbranche zusammen (vgl. Potter 2013, S. 13). Insgesamt wurden knapp 5000 Zuschauende erreicht. Familien, die mit Autismus leben, machten 42 % davon aus. Bestimmte Gruppen, die sich mit Autismus befassen, wie bspw. lokale autism support groups, bildeten weitere 33 % der Zuschauenden (vgl. ebd., S. 18). Der große Anteil von Autist*innen oder ihren Familien und Angehörigen lässt sich vermutlich dadurch erklären, dass Menschen im Autismus-Spektrum neben Menschen mit Lernschwierigkeiten oder Sinnes-/Kommunikationsstörungen als Hauptzielgruppe angesprochen wurden (vgl. ebd., S. 6).

Viele der teilnehmenden Theater bieten weiterhin Relaxed Performances in ihrem Programm an, obwohl es keine Fortführung des Relaxed Performance Projects gab.

Ab 2014 lassen sich vereinzelt wissenschaftliche Beiträge zu Relaxed Performances in englischsprachigen Fachzeitschriften finden, meist jedoch mit Fokus auf autistischem Publikum[15].

In den folgenden Jahren stieg die Zahl an Relaxed Performances stark an (vgl. Fletcher-Watson 2015, S. 64) und Relaxed Performances wurden stärker als eine Aufführungsform für verschiedene Menschen wahrgenommen, weniger ausschließlich für Autist*innen. Zudem haben kleinere Ensembles, wie bspw. die Relaxed Theatre Company in Cambridge, ihr komplettes Repertoire auf Relaxed Performances umgestellt (vgl. Müller 2019).

Im Rahmen des Devoted & Degruntled Vernetzungstreffen 2015 in Großbritannien entstand eine Debatte um den Begriff der Relaxed Performance. Immer wieder wird seither diskutiert, welche Vor- und Nachteile der Begriff mit sich bringt und ob der Begriff ‚extra-live' möglicherweise besser geeignet sei, da er ein positiveres Bild transportiere und Neugierde auf das ‚Extra' wecke (vgl. Thom 2015) .

Das Autism Arts Festival (AAF) griff das Konzept von Relaxed Performances für Menschen im Autismus-Spektrum auf und entwickelte 2017 an der University of Kent ein komplettes Festival, das als autism-friendly

---

15 z. B. Kempe (2014).

gelabelt wurde. In der Auswertung dieses Festivals wurde die Wahrnehmung von Relaxed Performances aus Publikumsperspektive erstmals ausführlicher erforscht (vgl. Fletcher-Watson/May 2018).

Im Februar 2020 erklärte das Battersea Arts Centre (BAC) in London, dass es die Arbeit als erster komplett entspannter Aufführungsort (relaxed venue) aufnehmen werde. Das BAC wandelte den Veranstaltungsort in Zusammenarbeit mit der Organisation touretteshero so um, dass nicht nur die dort stattfindenden Aufführungen, sondern der ganze Ort als relaxed beschrieben werden kann (vgl. BAC 2020b).

In den USA entwickelte sich die Bewegung ähnlich. Ab 2011 fanden Relaxed Performances auf regionalen Bühnen statt, die hauptsächlich auf Theaterstücke für Kinder spezialisiert sind, wie bspw. das Adventure Theatre in Maryland. Im selben Jahr konnte die Relaxed Performance Bewegung in den USA einen großen Erfolg verzeichnen, denn dort fand die erste Relaxed Performance des bekannten Musicals „König der Löwen" am Minskoff Theatre auf dem Broadway statt (vgl. Fletcher-Watson 2015, S. 64).

Eine wichtige Rolle für die Relaxed Performance Bewegung in den USA spielt die Organisation Theatre Development Fund (TDF). Diese widmet sich laut eigenen Angaben der Entwicklung von diversem Publikum bei Live-Veranstaltungen im Bereich Theater und Tanz (vgl. TDF 2016). TDF gründete im Rahmen des Theater Accessibility Programms die Autism Theatre Initiative (ATI), deren Ziel es ist, Kindern und Erwachsenen im Autismus-Spektrum Theaterbesuche durch die Umsetzung von autism-friendly performances zu ermöglichen (vgl. ebd.). Hierfür erwirbt TDF alle verfügbaren Tickets einer Vorstellung, verschiedene Anpassungen an der Inszenierung werden vorgenommen und die Tickets werden zu einem reduzierten Preis gezielt wieder an Autist*innen oder Familien, die mit Autismus leben, oder entsprechende Gruppen verkauft (vgl. ebd.). Außerdem hat TDF das National Autism Friendly Training Program ins Leben gerufen, das verschiedene Theater im Land dabei unterstützt, selbst autism-friendly Performances anzubieten (vgl.TDF 2020).

4.2.2. Mögliche Gelingensbedingungen

Pilotprojekte wie das Relaxed Performance Project in Großbritannien können einen großen Erfolgsfaktor darstellen. Durch die Zusammenarbeit von Veranstaltungsorten und Interessenvertretungen kann eine Sensibilisierung für bestehende Barrieren stattfinden. Des Weiteren können die teilnehmenden Theater den Weg des Barriereabbaus gemeinsam begehen und sich über Best-Practice-Methoden austauschen.

Während des Relaxed Performance Project wurden für ca. 300 Mitarbeitende der teilnehmenden Theater Schulungen zum Umgang mit Menschen im Autismus-Spektrum durchgeführt. Dazu wurden Mitarbeitende, die an einer Relaxed Performance entweder in der Vorbereitung, Durchführung oder Auswertung mitwirken, eingeladen (vgl. Potter 2013, S. 13).

Die Erfahrungen, die im Relaxed Performance Project gesammelt wurden, wurden seit 2015 in das Relaxed Performance Training Programm übertragen, welches das British Council Canada mit Unterstützung des Canada Council for the Arts in Zusammenarbeit mit verschiedensten Akteur*innen der kanadischen Theaterbranche auf den Weg brachte. Im Zuge dieses Programms wurden bis 2019 ca. 200 Mitarbeitende an Theatern und Festivals für die erfolgreiche Durchführung von Relaxed Performances geschult (vgl. LaMarre; Rice; Besse 2019, S. 3). Die Auswertung der Schulungsperiode trägt auch erheblich zum aktuellen Forschungsstand bei, da nicht ausschließlich gefragt wird, welche Ergebnisse das Trainingsprogramm bisher hervorgebracht hat und wie es in Zukunft verbessert werden sollte. Darüber hinaus wird ausgewertet, wie und in welcher Weise Relaxed Performances in den Medien und der wissenschaftlichen Literatur diskutiert und dargestellt werden (vgl. LaMarre; Rice; Besse 2019, S. 20).

Weiterbildungen für Theaterpersonal, wie sie im Rahmen des Relaxed Performance Project oder dem Relaxed Performance Training Programm stattfinden, können als nachhaltige Gelingensbedingungen identifiziert werden.

Des Weiteren sind statistische Erhebungen zum aktuellen Stand der Barrierefreiheit an Theatern eine wichtige Argumentationsgrundlage. Beispielsweise liefert der State of Theatre Access alle zwei Jahre verlässliche

Daten über die Barrierefreiheit an Theatern des Vereinigten Königreichs (UK). Hierfür werden die Webseiten von 629 Theatern im ganzen Land ausgewertet, die Bereitstellung von Zugangsinformationen für behinderte Menschen überprüft und die Anzahl von Produktionen in barrierereduzierten Formaten erhoben (vgl. Cock u. a. 2019, S. 4). Eine solche Erhebung ist für die weitere Umsetzung von Relaxed Performances jedoch erst dann sinnvoll, wenn die entsprechenden Barrieren als solche erkannt und berücksichtigt werden. Außerdem müssen Relaxed Performances als Möglichkeit der Barrierereduktion anerkannt und gleichberechtigt mit anderen Maßnahmen wie bspw. Audiodeskriptionen behandelt werden.

Des Weiteren müssen Relaxed Performances als solche benannt werden, um Daten zu deren Häufigkeit zu erheben. Mit einer klaren Benennung als Relaxed Performance können außerdem gezielt jene Menschen adressiert werden, für die eine Relaxed Performance eine Zugangsbedingung darstellt und die sonst durch Barrieren am Besuch einer Aufführung gehindert werden.

An einigen Veranstaltungsorten wurden eigens Stellen zum Barriereabbau geschaffen, die je nach Veranstaltungsort unterschiedlich benannt werden. So hat bspw. das Globe Theatre in London eine Stelle für Access Management (vgl. Simpson 2018, S. 231), während das Nuffield Theatre eine Stelle für Learning and Participation Management besetzt (vgl. Kempe 2019, S. 29). Aufgaben dieser Stellen sind die proaktive Umsetzung barrierereduzierter Formate und deren Verbesserung. Darin unterscheiden sie sich bspw. von Gleichstellungsbeauftragten einer Institution.

4.3. Relaxed Performances in Deutschland

Wie bereits angedeutet, ist in Deutschland eine Entwicklung hin zu Relaxed Performances zum Abbau von Barrieren bisher größtenteils ausgeblieben. Dennoch sind einzelne Bemühungen zur Umsetzung von Relaxed Performances hierzulande zu erwähnen. Die Sophiensæle in Berlin bieten unter dem Reiter ‚Barrierefreiheit‘ eine kurze Erklärung, was Relaxed Performances sind. Einige Relaxed Performances finden dort statt (vgl. Sophiensæle o. D.). Des Weiteren werden im Rahmen des NO LIMITS Festival pro Festival-Saison einige Relaxed Performances aufgeführt (vgl. NO LIMITS o. D.). Im Symposium des Grenzenlos Kultur Festivals 2019 wurden Relaxed Performances diskutiert und fünf Veranstaltungen wurden als Relaxed Performances ausgezeichnet (vgl. Grenzenlos Kultur 2019). Es besteht die Möglichkeit, dass bereits mehr Relaxed Performances angeboten wurden, die als solche nicht gekennzeichnet waren. In der Rimini-Protokoll-Produktion „Chinchilla Arschloch, waswas" wird bspw. dem Publikum ebenfalls die Erlaubnis gegeben, falls nötig, Tics herauszulassen oder sich zu bewegen, es gibt alternative Sitzmöglichkeiten (vgl. Rimini Protokoll 2019, 00:13:50) und eine Vorwarnung vor einer Szene mit vielen visuellen Reizen wird ausgesprochen (vgl. ebd., 01:07:53), dennoch wird sie auf der Homepage des Kollektivs nicht als Relaxed Performance angekündigt (vgl. Rimini Protokoll 2020).

4.4. Umsetzungsmodelle von Relaxed Performances

Es kann zusammengefasst werden, dass es aktuell eine Mehrzahl von Modellen gibt, Relaxed Performances anzubieten oder zu entwickeln. Zur besseren Übersicht werden diese im Folgenden kategorisiert und benannt.

Der ensemblebasierte Ansatz:
Ein Ensemble beschließt, alle Stücke so zu konzipieren, dass die Stücke von Beginn an relaxed sind. Dieses Ensemble fordert von den entsprechenden Häusern oder Veranstaltungsorten, an welchen beispielweise Gastspiele gegeben werden, die Umsetzung bestimmter Rahmenbedingungen. Dabei haben die Gruppen in gewisser Weise eine Multiplikatoren-Funktion. Beispiele hierfür sind die Relaxed Theatre Company oder die Performance-Künstlerin Jess Thom[16].

Der veranstaltungsortbasierte Ansatz 1:
Ein Veranstaltungsort beschließt, bestimmte hauseigene Produktionen auch als Relaxed Performances anzubieten. Hierbei kann mit Interessen-

---

16   Siehe: https://www.touretteshero.com/2015/02/21/%e2%80%98relaxed%e2%80%99-vs-%e2%80%9
     8extra-live%e2%80%99/

vertretungen und Expert*innen zusammengearbeitet werden, um bspw. Testläufe zu organisieren oder bestehende Barrieren zu identifizieren. Ziel davon sind vereinzelte Relaxed Performances von bestimmten Inszenierungen. Ein Beispiel hierfür ist das Shakespeare's Globe Theatre in London[17].

Der veranstaltungsortbasierte Ansatz 2 (Relaxed Venue Ansatz): Ein Veranstaltungsort beschließt, den kompletten Ort so barrierearm wie möglich zu gestalten. Ziel davon ist, dass alle Inszenierungen als Relaxed Performances stattfinden, außer es gibt einen Grund, der dagegen spricht. Dabei spielt die bereits erwähnte Relationalität von Barrieren eine Rolle. Darüber hinaus sind bestimmte infrastrukturelle Einrichtungen wie Rückzugsorte dauerhaft im Gebäude vorhanden. Alle Gastspiele, die an diesem Ort stattfinden, werden so angepasst, dass sie als Relaxed Performances stattfinden können. Wissen über die Umsetzung von Relaxed Performances wird so an Dritte weitergegeben. Ein Beispiel hierfür ist das BAC[18] in London.

Der Interessengruppen-Ansatz:
Eine bestimmte Interessengruppe oder ein Förderfonds arbeitet mit einem Theater zusammen und erwirbt alle Karten einer Veranstaltung, woraufhin in Absprache mit der Produktion und dem Haus bestimmte Vorkehrungen getroffen werden, um diese Vorstellung als Relaxed Performance anzubieten. Im Anschluss werden diese Eintrittskarten an die entsprechende Zielgruppe weiterverkauft. Ziel davon sind einzelne als Relaxed Performance angebotene Inszenierungen. Ein Beispiel hierfür ist die Organisation TDF[19] in den USA.

---

17 Siehe: https://www.shakespearesglobe.com/visit/access/
18 Siehe: https://www.bac.org.uk/content/39605/your_visit/access/access
19 Siehe: https://www.tdf.org/nyc/40/Autism-Theatre-Initiative

4.5. Zielgruppen und Bedürfnisse

4.5.1. Heterogenität des Publikums

Relaxed Performances können für Menschen mit unterschiedlichsten Zugangsbedingungen einen Theaterbesuch ermöglichen oder erleichtern. In den meisten Fällen, in denen Relaxed Performances vorgestellt werden, werden ähnliche Zielgruppen benannt. Darunter zählen: junge Menschen, Autist*innen, Menschen mit Lernschwierigkeiten, Menschen mit Tourette oder anderen Tic-Störungen, Menschen mit chronischen Schmerzen[20], Menschen mit Angststörungen oder Depression, Menschen mit kleinen Kindern oder Babys. Wenn die Aufführung nicht direkt für eine Zielgruppe, wie bspw. Menschen im Autismus-Spektrum, entworfen wurde, wird in fast allen Fällen auch die vermutlich größte Zielgruppe benannt: Menschen, die sich in einer inklusiven Atmosphäre wohlfühlen, worunter potentiell jede Person zählt, die auch sonst gerne Theateraufführungen besucht (vgl. Cock u. a. 2019, S. 39; Diversity Arts Culture o. D.; Thom 2016).

Zum besseren Verständnis sollen im Folgenden zwei Personengruppen, Menschen mit Tic-Störungen und Menschen im Autismus-Spektrum, beschrieben werden. Für diese können Relaxed Performances in einigen Fällen eine Zugangsbedingung darstellen. Dabei wird ein besonderer Fokus auf Aspekte gelegt, wodurch betroffene Menschen in einer gewöhnlichen Theateraufführung behindert werden können.

4.5.2. Menschen mit Tic-Störungen

In der DSM-5 Klassifikation[21] werden Tic-Störungen, deren bekannteste Kategorie die Tourette-Störung ist, so beschrieben, dass sie den Körper einer Person dazu veranlassen, motorische und vokale Tics oder nur vokale oder nur motorische Tics auszuführen. Tics sind dabei „plötzliche, schnelle, sich wiederholende, unrhythmische motorische Bewegungen

---

20 Für Menschen mit chronischen Schmerzen ist es oft von Vorteil, sich während der Aufführung bewegen zu können und nicht die komplette Zeit still sitzen zu müssen.

21 Diagnostisches und Statistisches Manual Psychischer Störungen in der 5. Auflage (DSM-5)

oder Lautäußerungen" (American Psychiatric Association 2015, S. 109).
Tics können nahezu alle Muskelgruppen oder die Vokalisation einschließen und sie können sich im zeitlichen Verlauf ändern, sowie stärker oder schwächer werden. Tics werden in einfache Tics und komplexe Tics untergliedert. Letztere äußern sich als motorische Tics in Kopropraxie (ticartiges Ausführen einer obszönen Geste) und Echopraxie (ticartige Nachahmung der Bewegung einer anderen Person) sowie als vokale Tics in Koprolalie (ticartige Äußerung von gesellschaftlich inakzeptablen Äußerungen) und Echolalie (ticartige Nachahmung des zuletzt gehörten Wortes oder Satzes). Vor allem komplexe Tics werden von nicht-betroffenen Personen oft fälschlicherweise als absichtlich verstanden (vgl. ebd., S. 109 ff.). Es gibt verschiedene Faktoren, die Tics verstärken oder abmildern können. Für den Theaterkontext sind sogenannte Temperamentsfaktoren relevant. Das bedeutet, dass sich Tics unter Angst, Aufregung und Erschöpfung verstärken und unter ruhiger fokussierter Tätigkeit verbessern können. Außerdem sind Umweltfaktoren zu berücksichtigen. Darunter fallen Gesten oder Geräusche, die durch die entsprechende Person wahrgenommen und nachgeahmt werden (vgl. ebd.).

Vor allem im Kontext einer Theateraufführung können die unter 3.1. genannten Barrieren Menschen mit Tic-Störungen erheblich behindern und teilweise den Theaterbesuch erschweren oder verhindern. In der Produktion „Chinchilla Arschloch, waswas" des Performance-Kollektivs Rimini Protokoll berichtet der Performer Benjamin Jürgens, der selbst mit Tourette lebt, von seinen Erlebnissen während eines Theaterbesuches.

Er erläutert, dass ihn bspw. die Recherche auf der Internetseite des für den Besuch ausgewählten Theaters sehr anspannte, da dort immer wieder verschiedene Signale auftauchten, die ihn irritierten. Er benötigte mehrere Tage, um ein geeignetes Stück zu finden. Die Anreise zum Veranstaltungsort gestaltete sich für ihn ebenso als Herausforderung, denn er musste erst einige Bahnen abwarten, um eine Bahn zu finden, die leer genug für ihn war. Er erklärt, aus Sorge, direkt zu Beginn Aufsehen zu erregen, habe er beschlossen, mit dem letzten Strom Menschen den Saal zu betreten. Weiterhin beschreibt er, wie seine Tics, die sich in den ersten zehn Minuten auf Klicken und Pfeifen beschränkten, die Zuschauenden offensichtlich verärgerten, da sie sich umdrehten, den Kopf schüttelten und flüsterten. Einige Minuten später, als ein Darsteller einen langen Monolog hielt, entwickelte er einen Tic, indem er rief: „So ein Blödsinn!". Laut Benjamin Jürgens folgten aggressive Blicke der Zuschauenden und der Darsteller unterbrach seinen Monolog, um die Ursache des Rufes im Publikum auszumachen. In der Pause verließ er die Vorstellung vorzeitig (vgl. Rimini Protokoll 2019, 11:00-12:40). An diesem Abend wirkten einige Temperaments- und Umweltfaktoren auf Jürgens Tourette ein.

Nicht alle Barrieren, mit denen er sich an diesem Abend konfrontiert sah, hätten durch das Theater reduziert werden können, aber mit einer Relaxed Performance hätte man vermutlich auf einige Barrieren, die vor Ort bestanden, reagieren können.

Für einige von Tic-Störungen Betroffene ist es möglich, unter Anstrengungen Tics für eine gewisse Zeit zurückzuhalten. Jedoch beschreibt Jess Thom, dass still zu sein für sie nicht bedeute sich zu konzentrieren, sondern Energie in die körperliche Zurückhaltung und Kontrolle ihres Körpers zu stecken (vgl. Thom, zit. n.Simpson 2018, S. 229). Andere Betroffene beschreiben wie schwierig es ist, sich auf eine Inszenierung zu konzentrieren, während des Versuchs, einen Tic zu unterdrücken (vgl. ebd., S. 229).

4.5.3. Menschen im Autismus-Spektrum

Eine weitere Personengruppe, die häufig von Relaxed Performances bei Theateraufführungen profitiert, sind Menschen im Autismus-Spektrum. In der DSM-5-Klassifikation werden verschiedene Faktoren einer Autismus-Spektrum-Störung beschrieben. Menschen im Autismus-Spektrum können gegebenenfalls Schwierigkeiten in der sozialen Kommunikation und Interaktion haben. Das kann sowohl die sozial-emotionale Gegenseitigkeit im Umgang mit anderen Menschen, als auch die nonverbale Kommunikation betreffen, wie etwa beim eigenen Ausüben oder dem Lesen der nonverbalen Kommunikation anderer, oder die Aufnahme und Aufrechterhaltung von Beziehungen zu anderen Menschen. Außerdem können Menschen im Autismus-Spektrum bestimmten, repetitiven Verhaltensmustern, Interessen oder Aktivitäten folgen, die sich unter anderem motorisch durch stereotype Bewegungsabläufe oder verbal, bspw. durch Echolalie (Nachahmung des zuletzt gehörten Wortes oder Satzes), äußern können. Für einige Autist*innen ist es wichtig, sich an bestimmten Routinen oder ritualisierten Mustern zu orientieren. Dabei können schon kleine Veränderungen Unwohlsein auslösen. Überdies ist für Theateraufführungen zu bedenken, dass viele betroffene Menschen eine Hypo- oder Hyperaktivität auf sensorische Reize aufweisen (vgl. American Psychiatric Association 2015, S. 64 ff.). Einige Autist*innen bezeichnen Handlungen, die im medizinischen Kontext als Stereotypien[22] bezeichnet werden, als Stimming[23] und erklären, dass dies wichtig sei, um Reize, Gefühle und Stress zu regulieren und die Konzentration zu erhöhen. Stimming wird oft dann von einer Person angewandt, wenn zu viele äußere Reize auf sie einströmen (vgl. Müller 2018). Das kann während einer Theateraufführung der Fall sein. Dabei besteht immer das Risiko, dass Stims[24] oder bestimmte Stimming-Toys[25] von anderen Zuschauenden als störend empfunden werden, was auf ein tradiertes Publikumsverhalten zurückzuführen ist.

In einem Interview beschreibt Heather Wildsmith, die als Cultural Development Mangerin der NAS arbeitet, einige Schwierigkeiten, denen Menschen im Autismus-Spektrum bei Theateraufführungen begegnen können. Dazu zählt, dass es für Betroffene sehr schwer sein kann, durch ein Gebäude bis zu einer Aufführung zu gelangen, wenn das dortige Personal nicht darin geschult ist, mit der Kommunikationsweise einer Person im Autismus-Spektrum umzugehen. Für Menschen, die hypersensibel auf sensorische Reize reagieren, kann eine Vorstellung, in der sehr helles, plötzliches oder Stroboskop-Licht oder unerwartete Töne eingesetzt werden, sehr anstrengend sein. Solche Reize werden oft als Ablenkung vom eigentlichen Stück empfunden. Manchmal können die entsprechenden Personen nicht herausfiltern, was genau die Situation für sie erschwert. Dieses Gefühl könne laut Wildsmith sehr schmerzhaft sein und Stress

---

22 „Repetitive, [...] keinem offensichtlichen Zweck dienende Verhaltensweisen" (American Psychiatric Association 2015, S. 103).

23 Von self-stimulating behaviour, engl. für selbststimulierendes Verhalten

24 Einzelne Bewegungen oder Geräusche, die während des Stimmings produziert werden (z. B. Vor- und Zurückwiegen des Körpers)

25 Gegenstände, die das Stimming erleichtern (z. B. Flummis oder Figdet Spinner)

oder Angst auslösen, was es unmöglich mache, eine Aufführung zu besuchen (vgl. Lyons 2015). Des Weiteren sind Menschenansammlungen und die damit verbundene Geräuschkulisse, wie sie oft vor oder nach einer Aufführung im Foyer oder den Fluren des Theaters entstehen, für einige autistische Menschen eine große Herausforderung. Außerdem sind die Räumlichkeiten des Theaters für den Großteil der Gäste ungewohnt und ein Theaterbesuch ist in den meisten Fällen mit einer gewissen Unvorhersehbarkeit und Abweichung von normalen Routinen verbunden (vgl. Fletcher-Watson 2015, S. 65). Linus Müller von Autismus-Kultur beschreibt, dass autistische Menschen oft bewusst lernen müssen, Stimme, Sprache und Gesichtsausdruck in der Interaktion mit anderen zu regeln, und vergleicht das mit Schauspieler*innen. Menschen im Autismus-Spektrum „schauspielern sich ihren Weg durchs Leben, und das Stück hört nie auf" (Müller 2019). Deshalb sei es so wichtig, Theateraufführungen für Autist*innen zugänglich zu machen, da dies ein Weg sein könne, diese bestimmten Kompetenzen zu erlernen (vgl. ebd.).

4.6. Risiken, Kritik und Grenzen von Relaxed Performances

Von verschiedenen Seiten werden Relaxed Performances kritisiert, das Publikum in Kategorien wie behindert und nicht behindert zu spalten. Diese Gefahr besteht vorrangig bei der Umsetzung von Relaxed Performances im veranstaltungsortbasierten Ansatz 1 und sehr stark auch im interessengruppenbasierten Ansatz (s. Kapitel 4.4). Bei diesen Umsetzungsmodellen werden meist einzelne Aufführungen von Inszenierungen, die aktuell im allgemeinen Programm eines Theaters laufen, als Relaxed Performances angepasst. Vor allem die britische Autorin und Regisseurin Vanessa Brooks sieht darin die Gefahr der Segregation des Publikums. Sie fordert, dass einige Anpassungen in den allgemeinen Theaterprozess miteinbezogen werden sollten, denn durch Relaxed Performances entstünde der Eindruck, dass Menschen, die sie besuchen, auf eine gewisse Weise „anders" seien (vgl. Romer 2017). Um dem entgegenzuwirken kann es sehr nützlich sein, eine klare Kommunikation über Relaxed Performances zu schaffen. Vor allem in den beiden oben genannten Umsetzungsmodellen kann es essenziell sein, Zuschauende über Relaxed Performances aufzuklären, um auf bestimmte Zugangsbedingungen einzugehen und Theateraufführungen barrierearm zu gestalten. Zu betonen ist, dass das im Umkehrschluss keinesfalls bedeuten darf, Autist*innen von nicht-relaxed Aufführungen auszuschließen. Brooks beschreibt, dass bspw. viele Menschen mit Lernschwierigkeiten keine angepasste Licht- und Tontechnik benötigten, um an einer Aufführung teilzunehmen, dennoch oft als Zielgruppe für Relaxed Performances genannt würden (vgl. ebd.). Dahinter steht die Kritik an Relaxed Performances, sie würden allen behinderten Zuschauenden dieselben Zugangsbedingungen zuschreiben und Menschen, die nur einen Teilaspekt wie etwa die Bewegungsfreiheit des Publikums als Zugangsbedingung benötigen, müssten deshalb auf andere Aspekte wie aufregende Lichtinstallationen verzichten. An diesem Punkt stoßen Relaxed Performances in den oben genannten Umsetzungsmodellen an ihre Grenzen.

Eine weitere problematische Tendenz, die sich bei Relaxed Performances im englischsprachigen Raum feststellen lässt, ist der starke Fokus auf Produktionen explizit für Kinder oder kinderfreundliche Produktionen. Fletcher-Watson stellt in einer Analyse von über 300 Relaxed Performances fest, dass sich 54 % der angebotenen Stücke als Kinderproduktionen einordnen lassen. Weitere 22 % fallen unter die Kategorie ‚Pantomime‘ und 15 % unter die Kategorie ‚Musicals‘. Nur 8 % der als Relaxed Performances aufgeführten Stücke behandeln einen Text, der sich an ein erwachsenes Publikum richtet und dabei entweder einer klassischen oder zeitgenössischen Produktion entspricht (vgl. Fletcher-Watson 2015, S. 68). Demnach ist ein großer Mangel an Stücken für erwachsene Menschen festzustellen. Im Zusammenhang damit steht eine weitere möglicherweise problematische Tendenz. In der Evaluation des Relaxed Performance Trainingsprogramms wurde bei einer Auswertung einiger Medienberichte über Relaxed Performances festgestellt, dass Behinderung in der Beschreibung oft mit kindlichem Publikum zusammenfließe (vgl. LaMarre/Rice/Besse 2019, S. 6).

Außerdem besteht das Risiko, dass Relaxed Performances durch verschiedene Seiten instrumentalisiert werden. In der Auswertung des Relaxed Performance Trainingsprogramms in Kanada wurde zusätzlich zur Analyse der Wirkung des Programms die Repräsentation von Relaxed Performances in den Medien und der Fachliteratur untersucht. Dabei ist auffällig, dass zehn von 26 untersuchten Artikeln Relaxed Performances im Kontext Autismus beleuchten (vgl. LaMarre/Rice/Besse 2019, S. 20). Diese große Zahl kann zu einem bestimmten Anteil darauf zurückgeführt werden, dass Relaxed Performances zuerst als autism-friendly Formate aufgetaucht sind und aus den Bemühungen entstanden, Kino und Theater für Menschen im Autismus-Spektrum zugänglich zu machen. Problematisch ist daran jedoch, dass in der öffentlichen Wahrnehmung das Bild entstehen kann, Relaxed Performances werden ausschließlich für Menschen im Autismus-Spektrum veranstaltet, was mittlerweile an den meisten Veranstaltungsorten nicht mehr der Fall ist (s. Kapitel 4.5.), während viele nicht-autistische Menschen einen Besuch deshalb allerdings nicht in Betracht ziehen. Um Medienschaffende über die weitaus größere Zielgruppe aufzuklären und künftig eine differenzierte Berichterstattung anzuregen, schlägt die Auswertung die Entwicklung einer Kommunikationsrichtlinie vor (vgl. ebd., S. 5).

Darüber hinaus steht ein weiterer Kritikpunkt ebenfalls im Zusammenhang mit Autismus. In einigen Berichten über Relaxed Performances wird immer wieder stark fokussiert über den Vorteil, den Menschen im Autismus-Spektrum aus Theateraufführungen ziehen können, berichtet. Laut Fletcher-Watson, gebe es eine normative Annahme, dass Autist*innen jeden Alters, ähnlich wie kleine Kinder, Theater lediglich besuchen, um eine Art Lerneffekt zu erzielen, und nicht aus ästhetischen Gründen (vgl. Fletcher-Watson 2015, S. 73). Diese Fokussierung auf mögliche Vorteile für Menschen im Autismus-Spektrum findet sich auch in zahlreichen Fachberichten wieder[26]. Das Problem liegt nicht darin, dass es diese Vorteile nicht gibt, dass sie falsch wiedergegeben würden oder nicht benannt werden sollten. Die Gefahr der Instrumentalisierung besteht darin, dass Autist*innen durch diese einseitigen Berichte abgesprochen wird,

---

26 Z. B.: Corbett (2016), Kempe (2019).

einfach als Konsument*innen von Kultur ins Theater zu gehen. Relaxed Performances reagieren nicht vordergründig auf einen implizierten Förderbedarf bestimmter Zielgruppen, sondern sollten eine grundlegende Gleichstellungsmaßnahme sein, um Menschen, die in nicht-relaxed Theateraufführungen mit Barrieren konfrontiert und somit ausgeschlossen werden, einen gleichberechtigten Zugang zu Kultur zu bieten. Als einen Faktor, der zu diesem Narrativ von Relaxed Performance beitragen kann, nennt Fletcher-Watson die Subventionierungssituation von Relaxed Performances in Großbritannien. Subventionierung und Förderung einiger Relaxed Performances sollen im Wesentlichen ermöglichen, die Ticketpreise zu senken und einen möglichen Besuchsausfall auszugleichen. Dies führe jedoch häufig zu einer Stärkung des Narrativs in der Öffentlichkeitsarbeit und gegenüber Geldgeber*innen, Relaxed Performances hätten einen außerordentlichen Nutzen für Menschen im Autismus-Spektrum, um einen „allgemeinen Nutzen" zu rechtfertigen (vgl. Fletcher-Watson 2015, S. 74).

Übertragen auf die zukünftige Situation von Relaxed Performances in Deutschland können folgende Schlüsse gezogen werden: Es muss ausreichend Fördertöpfe geben, die Relaxed Performances als wesentliche Gleichstellungsmaßnahme anerkennen und als solche fördern. Des Weiteren sollte von Fördertöpfen oder Stiftungen abgesehen werden, deren Ziel es ist, hauptsächlich die Interessen einer bestimmten Personengruppe zu berücksichtigen. Alternativ könnte zu Beginn eines Projekts gemeinsam mit diesen Förderpartnern eine Kommunikationsstrategie entworfen werden, sodass bereits zu Beginn ein klarer Fokus auf Relaxed Performances als Gleichstellungsmaßnahme gerichtet wird und weniger als besondere Aufführung mit pädagogisch-therapeutischem Ziel für eine gewisse Personengruppe. Laut Fletcher-Watson seien zwar die intrinsischen Vorteile eines Besuchs kultureller Veranstaltungen bedeutend, Theaterfachleute sollten jedoch das Recht einer autistischen Person anerkennen, ein Theater aus Vergnügen zu besuchen (vgl. Fletcher-Watson 2015, S. 81). Diese Forderung lässt sich ebenso auf alle anderen Menschen übertragen, die Relaxed Performances besuchen.

5. *Leitfaden Relaxed Performances in der Praxis*

5.1. Aufbau des Leitfadens und Hinweise zur Handhabung

Der Leitfaden wird primär nach den drei für Relaxed Performances identifizierten Barrieretypen (s. Kapitel 3.1.) gegliedert und den theoretischen Vorüberlegungen zur Umsetzung von Relaxed Performances folgend erstellt. Eine Unterstruktur wird geschaffen, indem die entsprechenden Elemente den praktischen Bereichen Vorbereitung und Aufführung zugeordnet werden. Anschließend soll auf einige Besonderheiten in der Form des Feedbacks eingegangen werden. Für den konkreten Gebrauch in der Praxis müssen selbstverständlich veranstaltungsortspezifische Gegebenheiten sowie vorhandene Strukturen und Ressourcen berücksichtigt werden.

Relaxed Performances können auf bestimmte Barrieren reagieren und den Abbau dieser unterstützen. Um eine komplette Gleichstellung behinderter Menschen im Kulturbetrieb zu gewährleisten, reicht jedoch eine alleinige Repräsentation im Publikum nicht aus. Erstrebenswert ist ein ganzheitlich partizipativer Ansatz innerhalb der Institution, bei dem behinderte Menschen auf allen Ebenen der Institution repräsentiert sind.[27] Organisationen wie Diversity Arts Culture[28] in Berlin bieten zu verschiedenen Themen diskriminierungskritische Schulungen und Workshops für Beschäftigte und Institutionen der Kulturbranche an. Es ist zu empfehlen, alle Ebenen der jeweiligen Institution aus einer diskriminierungskritischen Perspektive auf Machtgefälle, Barrieren und Repräsentation von marginalisierten Gruppen zu prüfen. Wenn behinderte Menschen nicht gleichgestellt auf allen Ebenen einer Institution arbeiten und nur kurzfristig auf einer unteren Hierarchieebene einbezogen werden, kann von Tokenism[29]

---

27 Weiterführend zur Partizipation behinderter Menschen auf der Theaterbühne: Achterholt in diesem Band

28 Weiterführend dazu: https://www.diversity-arts-culture.berlin/angebote-und-veranstaltungen/angebote-fuer-institutionen

29 Tokenism wird in der Expertise zur Diversifizierung des Berliner Kultursektors als „kurzfristige, feigenblattartige Einbeziehung diverser Akteure auf den untersten Hierarchieebenen" (Aikins/Gyamerah 2016, S. 6) beschrieben.

gesprochen werden. Ein Beispiel hierfür wäre, wenn am ganzen Haus lediglich zwei behinderte Personen arbeiten, auf die sich das Theater in der Außenkommunikation bezieht, die jedoch nur als Tester*innen von verschiedenen Anpassungen bei Relaxed Performances arbeiten dürfen. Tokenism wird in der Expertise zur Diversifizierung des Berliner Kultursektors als eine der Hauptherausforderungen identifiziert, der präventiv begegnet werden muss (vgl. Aikins; Gyamerah 2016, S. 6). Als weitere Herausforderung wird eine sog. „Projektitis" (ebd., S. 6) identifiziert, die auch in der Umsetzung von Relaxed Performances entstehen kann, wenn die Gesamtaufgabe der Diversifizierung lediglich in einzelnen Projekten, wie einer Relaxed Performance umgesetzt wird.

Wenn im Folgenden davon gesprochen wird, dass bspw. Menschen im Autismus-Spektrum zur Beratung herangezogen werden sollten, wird das vor dem Hintergrund getan, dass bereits eine Sensibilität für diskriminierende Strukturen besteht. Denn es ist essenziell, barrierereduzierte Formate nicht nur für behinderte Menschen zu entwickeln, sondern die diskriminierenden Erfahrungen behinderter Menschen in verschiedenen Lebensbereichen anzuerkennen und die entsprechenden Formate gemeinsam zu konzipieren und umzusetzen.

Des Weiteren ist es unerlässlich, alle folgenden vorgestellten Anpassungen (erarbeitete Materialien und Endproben) durch ein Prüfungskomitee bestehend aus Menschen, für die Relaxed Performances eine Zugangsbedingung sind, testen zu lassen. Die entsprechenden Anmerkungen sind einzuarbeiten. Die Dienstleistung der Tester*innen sollte auf jeden Fall angemessen honoriert und nicht als eine selbstverständliche freiwillige Tätigkeit angesehen werden. Wenn möglich, sollte den Menschen im Prüfungskomitee eine Unterstützung zur Seite gestellt werden, denn es besteht die Gefahr, dass beispielweise sensorische Trigger von nicht-behinderten Theaterleuten übersehen werden und dadurch bei den Testenden Stress oder Angst ausgelöst wird. Es kann in Erwägung gezogen werden, das Prüfungskomitee immer wieder neu zusammenzusetzen, um Spezifika und Bedürfnisse von Menschen mit unterschiedlichen Beeinträchtigungen zu berücksichtigen.

5.2. Anpassungen zur Vermeidung von publikumsnorm-
basierten Barrieren

5.2.1. Vorbereitung

1) Die **Programmankündigung** einer Relaxed Performance ist enorm wichtig. Dabei sind mehrere Ebenen zu beachten. Eine Relaxed Performance muss als solche gekennzeichnet werden (vgl. Thom 2016). Zum einen, weil Personen, für die Relaxed Performances eine Zugangsbedingung sind, von diesem Angebot erfahren müssen. Zum anderen, weil das Publikum von gewöhnlichen, nicht-relaxed Performances die Möglichkeit bekommen muss, sich auf Veränderungen einzustellen. Außerdem dienen sie zur Vorbeugung von Beschwerden am Aufführungstag.

Die Ankündigung muss gekoppelt sein mit einer ausführlichen Erklärung, was eine Relaxed Performance ist und dass sie nicht ausschließlich eine bestimmte Zielgruppe anspricht.

Das könnte verdeutlicht werden durch eine Formulierung wie:

„Relaxed Performances richten sich an alle [Zuschauende/Gäste/…], die sich in einer entspannteren Atmosphäre wohl fühlen. Während der Aufführung wird es kein Stroboskop-Licht, keine schnellen Lichtwechsel oder plötzliche laute Geräusche geben. Außerdem wird der Publikumsraum / der Aufführungsraum nicht komplett verdunkelt. Geräusche und Bewegungen im Publikum sind ausdrücklich erlaubt. Wenn du/Sie eine Pause brauchst/brauchen, ist es möglich, den Publikumsraum für eine Zeit zu verlassen und danach wiederzukommen. Ein Rückzugsort während der Aufführung wird bereitgestellt."

2) Die Bereitstellung einer **Social/Visual Story**, also einer Geschichte, die die soziale Ebene eines Theaterbesuches erläutert, ist für viele Menschen im Autismus-Spektrum eine Zugangsbedingung. Im Theaterkontext werden die Begriffe Social Story und Visual Story bisher meist synonym verwendet. Sie wurden entwickelt, um Autist*innen in der Kommunikation mit Nicht-Autist*innen zu unterstützen. Es gibt Social/Visual Stories für

nahezu jede alltägliche Situation. Sie beschreiben in klaren und übersichtlichen Sätzen Gegebenheiten an einem bestimmten Ort, Situationen, die dort auftreten können und Verhaltensmuster anderer Personen sowie Handlungsvorschläge für die lesende Person selbst. Oft werden sie mit Fotos der einzelnen Räume versehen, mit denen Zuschauende während ihres Besuchs in Kontakt kommen.

Durch die Existenz einer solchen sozialen Geschichte kann auf die Unberechenbarkeit eines Theaterbesuches oder die komplexen sozialen Abläufe während eines Besuches reagiert werden, die gegebenenfalls für einige Besuchende Schwierigkeiten darstellen.

Die meisten Social/Visual Stories starten mit verschiedenen Möglichkeiten, den Veranstaltungsort zu erreichen, und zeigen dabei, welche Bahnlinien oder Busse in der Nähe des Veranstaltungsortes halten. Im Anschluss wird die lesende Person mit Fotos und kurzen Sätzen durch das Gebäude und relevante Räume wie das Foyer oder (barrierefreie) Toiletten geführt. Die meisten Social/Visual Stories werden von Theatern in der ersten Person Singular verfasst. Sätze könnten wie folgt aussehen:

„Wenn ich das Theater betrete, stehe ich im Foyer. Vor mir ist die Kasse."
→ ein Foto des Foyers aus dem Blick der ankommenden Person einfügen
„Es kann sein, dass wir in einer Schlange anstehen müssen, bis wir an der Reihe sind. Hinter der Kasse wartet eine Person, die mich nach meinem Ticket fragt."
→ ein Foto des Foyers an einem gut besuchten Tag einfügen und ein Foto, das die Angestellten an der Kasse aus Sicht der Gäste zeigt
„Es kann sein, dass ich vor Beginn der Aufführung die Toilette nutzen möchte. Es gibt Hinweisschilder, die mir zeigen, wo sich Toiletten befinden."
→ Ein Foto der Hinweisschilder einfügen
„Es gibt [Zahl] Frauen/Männer/genderfreie/barrierefreie Toiletten im Erdgeschoss / dem 1.Stock / etc. Ich kann einen Angestellten um Hilfe bei der Suche bitten, wenn ich sie nicht finde."

→ Fotos der jeweiligen Toilettentür sowie der Innenräume einfügen und von einem oder mehreren Angestellten

„Links neben der Kasse durch die grüne Tür ist die Bar. Hier kann ich mir etwas zu essen oder zu trinken kaufen."

→ Ein Foto der grünen Tür und ein Foto der Bar einfügen

„Ein Signalton, der ähnlich wie ein Glockenschlag klingt, sagt mir, dass die Aufführung beginnt. Ich gehe die Treppe nach oben und gelange durch die große, weiße Flügeltür in den Aufführungsraum."

→ Ein Foto der Treppe und der Tür einfügen

Es kann keine allgemeingültige Vorlage zur Gestaltung geben, da die Gegebenheiten an jedem Veranstaltungsort anders sind. Für die Erstellung einer Social/Visual Story ist es ratsam, mit Organisationen, die sich für Autist*innen einsetzen, Interessenvertretungen oder Expert*innen zusammenzuarbeiten. Es gibt zusätzlich einige Literatur, die erklärt, auf welche Aspekte bei der Erstellung einer Social Story geachtet werden muss[30]. Zudem ist es unerlässlich eine entworfene Social/Visual Story durch eine größere Gruppe von Menschen, für die sie eine Zugangsbedingung sind, auf Tauglichkeit testen zu lassen.

Einige Theater bieten zusätzlich zu einer Social/Visual Story in Papierform auch Social/Visual Story Videos an. Die Delfont Mackintosh Theatre Group hat für alle angegliederten Theaterhäuser Social/Visual Stories im Videoformat produziert[31]. Ein Vorteil davon ist, dass sich alle Videos im Schnitt und Aufbau ähneln und somit ein Gefühl der Vertrautheit erzeugen können.

3) Für eine Relaxed Performance ist es ratsam, die **Bestuhlung** im Publikumsbereich, falls möglich, zu ändern. Da die Zuschauenden die Möglichkeit haben, sich während der Aufführung zu bewegen, den Raum zu verlassen und zurückzukommen, ist es einfacher und weniger ablenkend für andere Zuschauende, wenn mehr Platz zwischen den Sitzreihen besteht. Manche Veranstaltungsorte fügen alternative Sitzmöglichkeiten wie

---

30 Zum Beispiel: Gray, Carol (2014): Das neue Social Story Buch. St. Gallen: Autismus-Verlag Schweiz.

31 Alle sind gesammelt in einer Youtube-Playlist der Delfont Makintosh Theatre Group abrufbar: https://www.youtube.com/playlist?list=PLM8IrliaBYrv_4BaSSPqMwIWqx0xn5v3V

Matten oder Sitzsäcke hinzu. So können Besuchende eine Position wählen, die für sie angenehm erscheint und die Enge im Publikum wird etwas aufgelockert.

5.2.2. Durchführung

4) Eine **Ankündigung zu Beginn der Aufführung**, die Zuschauende daran erinnert, dass sie sich in einer Relaxed Performance befinden, ist notwendig. Es sollte darauf hingewiesen werden, dass es erlaubt ist, sich zu bewegen, Geräusche von sich zu geben sowie den Publikumsraum jederzeit zu verlassen und wiederzukommen (vgl. Thom 2016).

5.3. Umgang mit ästhetisch-technischen Barrieren der Inszenierung

5.3.1. Vorbereitung

5) Mit einem **Gehörschutz** können sich Menschen, die sensibel auf Geräusche reagieren, vor lauten Geräuschen oder Musik schützen. Darin besteht die Möglichkeit, Stress- und Angstgefühlen, die bei einer Hyperaktivität auf sensorische Reize entstehen können, vorzubeugen. Es sollte auf jeden Fall allen Besuchenden gestattet sein, eigene Hilfsmittel mitzubringen. Dennoch sollte eine ausreichende Menge Gehörschutz am Veranstaltungsort vorhanden sein, damit sich Zuschauende spontan für eine Benutzung entscheiden können.

6) Eine **Zusammenfassung des Stückinhaltes** mit einer angefügten **Liste von sensorischen Triggern** ermöglicht es Zuschauenden, sich auf das Stück vorzubereiten und Risiken abzuwägen. Bei einer Umfrage unter Besucher*innen des AAF 2017 wurde den Befragten eine Liste mit Anpassungen, die bei Relaxed Performances in den USA und dem Vereinigten Königreich vorgenommen wurden, vorgelegt. Die Befragten waren dazu aufgefordert, die für sie beliebtesten Anpassungen auszuwählen. Die Ergebnisse der Umfrage zeigen, dass 92 % der Befragten eine Zusammen-

fassung des Stückinhaltes als mit am beliebtesten einstufen (vgl. Fletcher-Watson; May 2018, S. 414)[32]. Zusammenfassungen des Stückinhaltes variieren in ihrer Form stark. Im Grunde genommen ähnelt der Beginn dem gewöhnlichen Programmheft, das es bei vielen Theater-, Oper- oder Ballettaufführungen zu erwerben gibt. Zu Beginn sollten die Schauspielenden und deren Rolle mit einer kurzen Beschreibung[33] und einem Foto, anhand dessen im Idealfall Erkennungsmerkmale der Rolle in Maske oder Kostüm sichtbar sind, vorgestellt werden. Mit der Zusammenfassung der Handlung werden Zuschauende meist Szene für Szene mit kurzen klar verständlichen Sätzen durch das Stück geleitet. Dabei wird teilweise auch erwähnt, wann sich die Beleuchtungssituation ändert oder Projektionen im Bühnenbild auftauchen. Meist werden Fotos der einzelnen Szenen hinzugefügt. Oft wird diese Zusammenfassung des Inhalts inklusive der Charakterbeschreibung in die Social/Visual Story integriert. Wenn für den Veranstaltungsort ein festes Grundkonstrukt der Social/Visual Story besteht, kann die Zusammenfassung einfach stückspezifisch angefügt werden.

Das Rose Theatre in Omaha hat für die Inszenierung des Tagebuchs der Anne Frank eine Zwischenlösung gefunden, die sowohl Social Story als auch Zusammenfassung in einem Dokument vereint. Diese beugt der Verwirrung durch verschiedene Dokumente vor und lässt zugleich den lesenden Personen die Freiheit, selbst zu entscheiden, was sie über den Inhalt wissen möchten und was Überraschung bleiben soll. Auf den ersten 31 Seiten wird die reguläre Social Story für den Veranstaltungsort abgedruckt, danach ist eine Seite mit einem Warnhinweis eingefügt, dass ab jetzt der Ablauf des Stückes vorgestellt wird. Ebenso wird die Zusammenfassung der Schlussszene angekündigt (vgl. Rose Theatre 2020). Diese Lösung ermöglicht Besuchenden, selbstbestimmt zu entscheiden, wie viel Aufregung und Überraschung in Ordnung sind.

---

32 Da diese Umfrage nur unter Besuchenden eines bestimmten Festivals (Autism Arts Festival), das gezielt Angebote für Autist*innen schaffen möchte, durchgeführt wurde, können diese Zahlen nicht repräsentativ für alle potentiellen Zielgruppen von Relaxed Performances stehen, zeigen jedoch eine klare positive Einstellung gegenüber bestimmten Hilfsmitteln unter Menschen im Autismus-Spektrum.

33 Bspw: Familiäre Verhältnisse wie „ist der Vater von...", oder zwischenmenschliche Kontexte wie „ist befreundet mit...", etc.

Eine Ergänzung zur Stückzusammenfassung können kurze Videotrailer sein, die vor dem Besuch einen Eindruck vom Stück vermitteln. Oft werden diese schon zu Werbezwecken angeboten, eine Lösung kann sein, darauf zu achten, sie gegebenenfalls erkennbarer in Nähe der Zusatzmaterialien auf der Homepage zu platzieren. 82 % der Befragten des AAF bewerteten Stücktrailer als beliebte Anpassung bei Relaxed Performances (vgl. Fletcher-Watson; May 2018, S. 414)

Des Weiteren werteten 85 % der Befragten des AAF eine Liste der zum Einsatz kommenden sensorischen Trigger, wie bspw. Luftballons, Nebel oder Blitze, als beliebte Anpassung (vgl. Fletcher-Watson; May 2018, S. 414). Diese kann bei den Zusatzmaterialien wie der Social Story und der Zusammenfassung platziert werden, sollte aber zusätzlich direkt bei der Stückbeschreibung bspw. in einem weiteren ausklappbaren Reiter auf der Homepage oder als Bemerkung im Programm einsehbar sein, da nicht alle Menschen die kompletten Zusatzmaterialien durchsehen möchten, um herauszufinden, welche möglichen Trigger im Stück auftauchen.

5.3.2. Durchführung

7) Um auf sensorische Reize, die durch eine bestimmte gewählte Ästhetik während der Inszenierung entstehen, zu reagieren, gibt es verschiedene Möglichkeiten.

Zum einen ist es möglich, die sensorischen Trigger so gut wie möglich zu reduzieren und somit an bestimmte Bedürfnisse anzupassen. Diese Anpassungen müssen inszenierungsspezifisch in Absprache mit Tester*innen in vorherigen Proben erarbeitet und ausprobiert werden[34].

Relaxed Performances werden berechtigterweise dafür kritisiert, in einigen Fällen eine einzige Version des Stückes für alle, die sich im gewöhnlichen Aufführungskontext unwohl fühlen, anzubieten. Dabei besteht die Sorge, dass die Heterogenität des Publikums außer Acht gelassen und manchen Personen eine Aufführung mit spektakulären Effekten verwehrt wird. Einige Theater, unter ihnen auch das oben erwähnte Rose Theatre

---

34 Sehr viele Theater reduzieren bspw. die Lautstärke von Geräuschen oder Musik oder plötzliche Lichtwechsel werden länger gezogen und somit entzerrt.

in der Inszenierung des Tagebuchs der Anne Frank, wählen deshalb eine Zwischenlösung, die zum Ziel hat, sensorische Reize zu entschärfen. Während der Aufführung steht Personal am Rand des Publikumsbereiches mit kleinen Leuchtstäben bereit. Kurz bevor laute Geräusche im Stück ertönen und bis diese enden, halten die Personen die Stäbe nach oben. Das signalisiert den Zuschauenden, wann sie einen Gehörschutz aufsetzen und wieder abnehmen können.

8) Die **Dimmung des Saallichtes** wird anstatt der kompletten Abdunkelung bei einigen Relaxed Performances angeboten. Von den befragten Besuchenden des AAF stuften nur 31 % diese Anpassung als favorisiert ein (vgl. Fletcher-Watson; May 2018, S. 414). Dennoch kann es hilfreich für Menschen sein, die den Saal verlassen möchten, nicht in kompletter Dunkelheit den Weg nach draußen finden zu müssen. Hier bietet es sich an, Aufführungen, natürlich mit vorheriger Ankündigung, mit und ohne diese Anpassung anzubieten und durch Kommunikation mit dem Publikum herauszufinden, ob dies als nützlich oder hinfällig empfunden wird.

5.4. Anpassungen zur Verringerung infrastruktureller Barrieren

5.4.1. Vorbereitung

9) Die Einrichtung einer **Relax Zone**[35], die ins Deutsche wohl am besten mit Rückzugsort übersetzbar ist, kann als ein Kernelement von Relaxed Performances identifiziert werden. Nahezu jedes Theater, das eine Relaxed Performance auf die Bühne bringt, bietet einen Rückzugsort für Besuchende an. Da Anpassungen, die im Rahmen einer Relaxed Performance getroffen werden, in den seltensten Fällen alle Bedürfnisse der Menschen berücksichtigen können und die Ausprägung mancher Beeinträchtigungen tagesformabhängig variieren kann, muss es die Möglichkeit für Zuschauende geben, sich aus dem eindrucksgeladenen Aufführungskontext zurückzuziehen. In der Gestaltung der Rückzugsorte gibt

---

35 Im Englischen auch chill-out room, relaxed area oder quiet place

es wiederum unterschiedliche Modelle. Es gibt noch keine verlässlichen Daten, welche von Benutzer*innen am hilfreichsten empfunden werden, deshalb ist es auch hier am sinnvollsten, durch Kommunikation Verbesserungsvorschläge zu erfragen. Einige Kriterien können dennoch festgelegt werden: Der Ort sollte leicht erreichbar, gut sichtbar ausgeschildert und gekennzeichnet sein sowie während der Aufführung ausschließlich dafür benutzt werden[36]. Das BAC hat einen dauerhaften Rückzugsort eingerichtet. An diesem finden Besuchende Sessel, Kissen, Decken und Matten, um sich zu entspannen. Außerdem kann das Licht gedimmt werden (vgl. BAC 2020a). Manche Veranstaltungsorte, wie bspw. die Theater der Delfont Makintosh Theatre Group, bieten in den Rückzugsorten Bildschirme an, auf denen die Inszenierung live übertragen wird[37]. Andere Theater bieten eine haptische Beschäftigung in den Rückzugsorten an, wie die Möglichkeit zu malen oder bestimmte fidget games[38].

10) Eine **Schulung des Personals** zu behinderungsspezifischen Themen sollte durchgeführt und klare **Richtlinien im Umgang mit Beschwerden** müssen etabliert werden. Diese Schulung sollte dem Personal Fähigkeiten im Umgang auf Augenhöhe mit behinderten Menschen vermitteln. Zum Beispiel sollte ein*e Platzanweiser*in darin geschult werden mit Menschen im Autismus-Spektrum eindeutig zu kommunizieren, um kompetent auf mögliche Fragen antworten zu können. Des Weiteren dient eine solche Schulung der Stärkung des Personals im Umgang mit Beschwerden von Zuschauenden am Aufführungstag. Dafür sollte zusätzlich ein interner Leitfaden verfasst werden, wie mit Beschwerden von Besuchenden umgegangen werden soll. Dieser muss Anweisungen über eine mögliche Kommunikationsstrategie[39] und adäquate Weiterleitung der Beschwerden beinhalten.

---

36 Bspw. ist die Theaterbar als Rückzugsort eher ungeeignet, da dort Angestellte unter Umständen Gläser für die Besuchenden nach der Aufführung vorbereiten oder Flaschen der Besuchenden vor der Aufführung wegräumen.

37 S. You Tube Playlist Social Story der Delfont Makintosh Theatre Group: https://www.youtube.com/playlist?list=PLM8IrliaBYrv_4BaSSPqMwlWqx0xn5v3V

38 Beispielsweise das Atlantic Theatre in London: https://atlantictheater.org/relaxed-performances/

39 Bspw. Relaxed Performances als Gleichstellungsmaßname und nicht als karitativer Akt

5.4.2. Durchführung

11) Es kann sinnvoll sein, das Gebäude auf **weitere sensorische Reize** zu überprüfen, die nicht zwingend notwendig sind und am Aufführungstag isoliert werden könnten. Darunter fallen mitunter das Deaktivieren geräuschvoller Händetrockner auf den WCs oder die Bitte an das Personal auf starke Parfums zu verzichten.

12) Das **Early-boarding**-Angebot ermöglicht es Zuschauenden, die sich in großen Menschenansammlungen unwohl fühlen oder die Geräuschkulisse als zu reizüberflutend empfinden, die Möglichkeit, den Aufführungsraum 10-15 Minuten früher als die restlichen Gäste zu betreten, in Ruhe einen Platz zu wählen oder den gebuchten zu finden und einen Gehörschutz zu nutzen, wenn der Strom an Zuschauenden den Saal betritt. Ein Treffpunkt hierfür muss im Foyer hinreichend ausgeschildert sein und am besten in der Social/Visual Story erwähnt werden.

5.5. Methoden der Auswertung

Laut Fletcher-Watson und May sei es auffallend, dass einige in der Beliebtheit niedriger eingestufte Anpassungen in der Praxis häufiger vorkommen und einige in der Beliebtheit höher eingestufte Anpassungen, wie Zusammenfassungen oder Listen der sensorischen Trigger, seltener angeboten werden (Fletcher-Watson/May 2018, S. 413). Dies zeigt, dass eine konsequente Auswertung von Erfahrungswerten durchgeführter Relaxed Performances bisher ausbleibt bzw. diese nicht in der praktischen Umsetzung beachtet werden. So kann es geschehen, dass in der Praxis Anpassungen vorgenommen werden, die nicht an den Bedürfnissen der Besucher*innen orientiert sind. Da Relaxed Performances immer noch eine sehr junge Bewegung sind, fehlen verlässliche Daten über Anpassungen, deren Wirkung und die Bedürfnisse der immer diverser werdenden Zielgruppe. Um eigene Relaxed Performances auszuwerten, kann es sinnvoll sein, bestimmte Kommunikationspräferenzen von Besuchenden zu berücksichtigen und Formate zu entwickeln, die diversere Feedbackmöglichkeiten bieten als ausschließlich einen Fragebogen. Fletcher-Watson gibt zu bedenken, dass ein digitales Kommunikationsinterface, welches Fragen mit aufgezeichneten Momenten aus Proben verbinde, eine funktionale Lösung darstellen könne (vgl. Fletcher-Watson 2015, S. 81).

5.6. Weiterführende Ziele auf überregionaler und struktureller Ebene

Für eine nachhaltige Etablierung von Relaxed Performances in Deutschland müssen zusätzlich einige Weichen auf struktureller Ebene gestellt werden.

Zum einen muss erfragt werden, ob und wenn ja, wie Relaxed Performances einen Einfluss auf die Arbeit der am Theater beschäftigten Menschen nehmen. Dafür sollten Evaluationen von Relaxed Performances nicht nur auf der Ebene der Zuschauenden, sondern auch auf Ebene der Mitarbeitenden und Künstler*innen durchgeführt werden. Dadurch kann mittelfristig die Schulung des Personals verbessert und langfristig darüber nachgedacht werden, ob in Schauspielausbildungen Trainings mit unterschiedlichen Publikumssettings integriert werden sollen.

Ein weiteres mittelfristiges Ziel kann sein, einen Verbund derjenigen Theater zu etablieren, die Relaxed Performances anbieten. Dabei sollten regelmäßige Vernetzungstreffen stattfinden, die einen Austausch über Best-Practice-Methoden und Arbeitsgruppen zur Weiterentwicklung von Konzepten und Handlungsansätzen bei bestimmten Problemen zur Folge haben. Daraus könnten auch Unterstützungsangebote für Künstler*innen zur Erstellung von Zusatzmaterialien erwachsen. Denn der Mehraufwand, den bestimmte Anpassungen mit sich bringen, sollte nicht einfach auf Künstler*innen übertragen werden, zumal das wiederum eine Barriere für einige behinderte Künstler*innen darstellen kann, wie Daten des AAF zeigen (vgl. Fletcher-Watson; May 2018, S. 415).

Anschließend an Fletcher-Watson kann gesagt werden, dass auch im digitalen Raum Potentiale für den Ausbau von Relaxed Performances liegen (vgl. Fletcher-Watson 2015, S. 80). Der britische Zirkus Circus Starr entwickelte eine App für junge Zuschauende im Autismus-Spektrum, die

die Möglichkeit bietet, personalisierbare Social Stories zu nutzen, und mit einer großen Sammlung an Fotos, Videos und Audios auf den Zirkusbesuch vorbereitet (vgl. Bright; Cath; Piper-Wright 2015, S. 12 f.). Die Entwicklung einer solchen App, die sowohl Jugendliche als auch Erwachsene anspricht, könnte für den deutschen Sprachraum ebenfalls sinnvoll sein. Möglich wäre eine von Theatern im Verbund genutzte App, die stückspezifische Materialien durch einen Zugangscode einsehbar macht, welche das Theater bei der Buchung einer Relaxed Performance versenden könnte. Ein Vorteil davon wäre, dass das Design der Social/Visual Stories bei unterschiedlichen Theatern gleich sein könnte und die Nutzer*innen lediglich ein neues Set von Materialien über die App beziehen müssten, wenn sie eine Theaterkarte kaufen. Denkbar wäre zudem, die Hinweise auf laute Geräusche während der Aufführung in die App durch Vibration oder Push-Up-Mitteilungen zu integrieren. Eine Auswertung des Besuchs könnte ebenfalls durch die App erfolgen.

6. Fazit: Aufführungen für alle

Die Diversifizierung des Publikums durch Relaxed Performance ist wohl eine der größten Errungenschaft der Bewegung. Gleichzeitig führt diese auch dazu, dass es nie die eine passende Lösung geben kann, um alle bisher übergangenen Barrieren in Aufführungssettings zu reduzieren.

Die zu Beginn aufgeworfene Frage, wie Relaxed Performances zur Reduktion von Zugangsbarrieren bei Theateraufführungen beitragen können, kann daher nicht mit einer allgemeingültigen Anleitung zur Umsetzung von Relaxed Performances beantwortet werden. Es kann nicht die eine Richtlinie geben, wie Relaxed Performances Barrieren im Aufführungskontext reduzieren können, da es nicht den Typ Zuschauende gibt, der Relaxed Performances besucht. Anerkennend, dass Beeinträchtigungen so unterschiedlich sind wie Menschen, die mit ihnen leben, können Relaxed Performances als eine Forderung verstanden werden, Theater für Menschen zu machen, anstatt für eine jahrhundertealte Publikumsnorm. Sie müssen als ständig wachsender Pool verfügbarer Werkzeuge zur Gestaltung zugänglicher Theaterformate gesehen werden. Der oben erarbeitete Leitfaden bietet eine Grundstruktur für den Beginn der Umsetzung von Relaxed Performances im Theaterbetrieb. Vorgeschlagen und beschrieben wurden Anpassungen, die von Theatern bereits praktisch umgesetzt oder deren Beliebtheit unter Zuschauenden als hoch eingestuft werden, um bestehende Barrieren zu reduzieren. Der Leitfaden ist ein Grundgerüst und gleichzeitig eine Gesprächseinladung an das Publikum, denn nur in kontinuierlicher Anpassung, Ergänzung und Reflexion bestehender Konzepte liegt die Chance von Theaterschaffenden, an einer nachhaltigen barrierebewussten Zugänglichkeit von Kultur zu arbeiten.

Dem muss die Einsicht vorausgehen, dass in Aufführungssettings Barrieren existieren, die bisher nicht als solche wahrgenommen und unreflektiert reproduziert wurden. Ein tiefergehendes Verständnis dafür, wie diese Barrieren Menschen behindern und von kulturellen Veranstaltungen ausschließen, muss geschaffen und in institutionellen Abläufen verankert werden.

Die interdisziplinäre Forschung zu Relaxed Performances und zugänglichen Theaterformaten in Deutschland könnte auf Erfahrungswerte anderer Länder wie Großbritannien, Kanada oder die USA zurückgreifen. Der Prozess der Umsetzung von Relaxed Performances kann in deutschen Theaterhäusern durch Forschende begleitet werden und Auswertungen von Pilotprojekten können direktere und effektivere Anpassungen bewirken. Zukünftige Forschung kann auch das aus der Aufführungspraxis für Menschen mit verschiedenen Sinnesbeeinträchtigungen stammende Konzept „aesthetics of access" (vgl. Ugarte Chacón 2019) auf seine Potentiale für Relaxed Performances beleuchten, um der Entstehung ästhetisch-technischer Barrieren schon in der Produktion vorzubeugen. Erkenntnisse zu einer möglichen Änderung bestehender Ästhetik in Inszenierungen hin zu einer Ästhetik des Zugangs könnte das Ziel sein.

Deutschland hat sich bereits 2009 verpflichtet, Theateraufführungen für behinderte Menschen in zugänglichen Formaten zu gestalten. Mehr als zehn Jahre später stecken Ansätze wie Relaxed Performances, die in der Theaterlandschaft anderer Länder schon längst fester Bestandteil zur Reduktion von Barrieren sind, immer noch auf Festivalbühnen und in einzelnen thematisch passenden Inszenierungen fest. Es ist an der Zeit, dass die deutsche Theaterlandschaft die Verantwortung für zugängliche Formate, die sich durch mehr als eine Audiodeskription oder Gebärden-sprach-Dolmetscher*innen auszeichnen, übernimmt.

Menschen muss es unabhängig von Beeinträchtigungen und Barrieren möglich sein, lokal und beizeiten auch spontan eine Theateraufführung zu besuchen.

Eine Möglichkeit, diesen Rückstand in der deutschen Theaterlandschaft zu beseitigen, ist es, damit zu beginnen, Relaxed Performances in den regulären Theaterbetrieb zu integrieren, denn, um mit Jess Thom zu sprechen:
„It's not good enough to just know what a relaxed performance is, you also have to do it." (zit. n. Huth; Schreibner 2019)

Literaturverzeichnis

Aikins, Joshua Kwesi; Gyamerah, Daniel (2016): Handlungsoptionen zur Diversifizierung des Berliner Kultursektors. Eine Expertise von Citizens For Europe Berlin, Projekt Vielfalt entscheidet - Diversity in Leadership. Berlin. https://vielfaltentscheidet.de/wp-content/uploads/2017/04/Final-f%C3%BCr-Webseite_klein.pdf [Zugriff: 6.08.2020].

American Psychiatric Association (Hrsg.) (2015): Diagnostisches und statistisches Manual psychischer Störungen DSM-5®. Göttingen: Hogrefe.

BAC (2020a): Battersea Arts Center Visual Story. https://www.bac.org.uk/content/39605/your_visit/access/access [Zugriff: 11.08.2020].

BAC (2020b): Relaxed Venue - Battersea Arts Centre. https://www.bac.org.uk/content/45699/about/relaxed_venue [Zugriff: 9.07.2020].

Bibliographisches Institut (2020): Duden sensorisch. https://www.duden.de/rechtschreibung/sensorisch [Zugriff: 20.08.2020].

Bright, Rebecca; Cath, Logan; Piper-Wright, Tracy (2015): Circus Starr: App for Autistic Audiences Research and Development Report. London: Nesta. http://hdl.handle.net/10034/618694 [Zugriff: 12.08.2020].

Cock, Matthew; Pountney, Matthew; Sharpe, Melanie; Taylor, Nicky; Thom, Jess (2019): State of Theatre Access 2019. https://vocaleyes.co.uk/state-of-theatre-access-2019/ [Zugriff: 28.07.2020].

Corbett, Blythe A. (2016): Autism, Art, and Accessibility to Theater. In: AMA Journal of Ethics 12/2016, S. 1232–1240.

Dederich, Markus (2016): Behinderung. In: Dederich, Markus; Antor, Georg; Beck, Iris; Bleidick, Ulrich (Hrsg.) (2016): Handlexikon der Behindertenpädagogik. Schlüsselbegriffe aus Theorie und Praxis. 3., erweiterte und überarbeitete Auflage. Stuttgart: W. Kohlhammer Verlag.

Diversity Arts Culture (o. D.): Wörterbuch: Relaxed Performance o. D. https://www.diversity-arts-culture.berlin/woerterbuch/relaxed-performance [Zugriff: 29.07.2020].

Evening Standard (2011): Theatre accused of ‚outrageous discrimination' against autistic boy. https://www.standard.co.uk/news/theatre-accused-of-outrageous-discrimination-against-autistic-boy-6428576.html [Zugriff: 22.07.2020].

Fischer-Lichte, Erika (2014): Aufführung. In: Fischer-Lichte, Erika; Kolesch, Doris; Warstat, Matthias (Hrsg.) (2014): Metzler Lexikon Theatertheorie. 2. aktualisierte und erweiterte Auflage. Stuttgart/Weimar: Verlag J.B. Metzler.

Fletcher-Watson, Ben (2015): Relaxed performance: audiences with autism in mainstream theatre. In: SJoP The Scottish Journal of Performance 02/2015, S. 61–89.

Fletcher-Watson, Ben; May, Shaun (2018): Enhancing relaxed performance: evaluating the Autism Arts Festival. In: Research in Drama Education: The Journal of Applied Theatre and Performance 3/2018, S. 406–420.

Grenzenlos Kultur (2019): Barrierefreiheit. Grenzenlos Kultur vol. 21. Mainz. https://archiv.grenzenlos-kultur.de/2019/barrierefreiheit/index.html [Zugriff: 17.08.2020].

Höhne, Steffen (2019): Das System der Darstellenden Künste im Prozess der Transformation. Eine Untersuchung zum Publikum in Deutschland in historischer Perspektive. In: Zeitschrift für Kulturmanagement 2/2019, S. 13–36.

Huth, Carolin; Schreibner, Lisa (2019): Being a disabled person is a political act. Interview with Jess Thom. https://www.diversity-arts-culture.berlin/en/magazin/being-disabled-person-political-act [Zugriff: 20.07.2020].

Kastl, Jörg Michael (2017): Einführung in die Soziologie der Behinderung. Wiesbaden: Springer Fachmedien Wiesbaden.

Kempe, Andy (2014): Developing social skills in autistic children through 'Relaxed Performances'. In: Support for Learning 3/2014, S. 261–274.

Kempe, Andy (2015): Widening Participation in Theatre through 'Relaxed Performances'. In: New Theatre Quarterly 1/2015, S. 59–69.

Kempe, Andy (2019): Beauty and the Beast: Providing Access to the Theatre for Children with Autism. In: Novák, Géza Máté (Hrsg.) (2019): Participation and Cooperation in Arts Education. in focus: Drama and Theatre Education. Book of Proceedings. Budapest: The Dean of the Bárczi Gusztáv Faculty of Special Needs Education, Eötvös Loránd University (ELTE).

LaMarre, Andrea; Rice, Carla; Besse, Kayla (2019): Relaxed Performance: Exploring Accessibility in the Canadian Theate Landscape. A report prepared for British Council. https://www.britishcouncil.ca/sites/default/files/digital_relaxed_performance_-_full_length_report.pdf [Zugriff: 28.07.2020].

Leidner, Rüdiger (2007): Die Begriffe „Barrierefreiheit", „Zugänglichkeit" und „Nutzbarkeit" im Foukus. In: Föhl, Patric Sinclair; Erdrich, Stefanie; John, Hartmut; Maass, Karin (Hrsg.) (2007): Das barrierefreie Museum. Theorie und Praxis einer besseren Zugänglichkeit : ein Handbuch. Bielefeldt: Transcript.

Lyons, Esther (2015): What is a relaxed performance? https://www.roundhouse.org.uk/blog/2015/03/what-is-a-relaxed-performance/ [Zugriff: 14.07.2020].

Mälzer, Nathalie; Wünsche, Maria (2019): Barrierefreiheit und Inklusion am Theater: Das Projekt Inklusives Theater an der Uni Hildesheim. In: Maaß, Christiane; Rink, Isabel (Hrsg.) (2019): Handbuch Barrierefreie Kommunikation. Berlin: Frank & Timme Verlag für wissenschaftliche Literatur.

Müller, Linus (2018): Fidget Spinner: Der Hype um das Stimming-Toy. https://autismus-kultur.de/autismus/fidget-spinner-hype.html [Zugriff: 10.08.2020].

Müller, Linus (2019): Theater, Musical & Kino: Barrieren für Autisten. https://autismus-kultur.de/autismus/theater-musical-kino-barrierefrei.html [Zugriff: 15.07.2020].

NO LIMITS (o. D.): NO LIMITS Festival Berlin - Barrierefreiheit. http://www.no-limits-festival.de/barrierefreiheit/ [Zugriff: 9.07.2020].

Potter, Susan (2013): SOLT Relaxed Performance Evaluation Report 2012/13. https://lemosandcrane.co.uk/resources/SOLT%20Relaxed%20Performance%20Evaluation.pdf [Zugriff: 2.06.2020].

Rimini Protokoll (2019): Chinchilla Arschloch, waswas. Nachrichten aus dem Zwischenhirn. https://vimeo.com/358770259 [Zugriff: 20.07.2020].

Rimini Protokoll (2020): Chinchilla Arschloch, waswas. https://www.rimini-pro-tokoll.de/website/de/project/chinchilla-arschloch-was-was [Zugriff: 17.08.2020].

Rink, Isabel (2019): Kommunikationsbarrieren. In: Maaß, Christiane; Rink, Isabel (Hrsg.) (2019): Handbuch Barrierefreie Kommunikation. Berlin: Frank & Timme Verlag für wissenschaftliche Literatur.

Romer, Christy (2017): Relaxed performances slammed for segregating audiences. https://www.artsprofessional.co.uk/news/relaxed-performances-slammed-segregating-audiences [Zugriff: 28.07.2020].

Rose Theatre (2020): The Diary of Anne Frank. Social Story. https://www.rosetheater.org/box-office/accessibility/social-stories/ [Zugriff: 10.08.2020].

Shakespeare, Tom (2017): The Social Model of disability. A description of the social model and a critisim of some aspects of that paradigma. In: Davis, Lennard J. (Hrsg.) (2017): The disability studies reader. Fifth edition. New York; London: Routledge Taylor & Francis Group.

Simpson, Hannah (2018): Tics in the Theatre: The Quiet Audience, the Relaxed Performance, and the Neurodivergent Spectator. In: Theatre Topics 3/2018, S. 227–238.

Sophiensæle (o. D.): Barrierefreiheit. https://sophiensaele.com/de/vermittlung/barrierefreiheit [Zugriff: 27.07.2020].

TDF (2016): TDF announces sixth season of autism-friendly performances on Broadway presented through its Autism Theatre Initiative (ATI) 2016. https://www.tdf.org/press/258/TDF-announces-sixth-season-of-autism-friendly-performances-on-Broadway-presented-through-its-Autism-Theatre-Initiative-ATI [Zugriff: 24.07.2020].

TDF (2020): National Autism Friendly Training Program. Training and support for theatres across the US. https://www.tdf.org/nyc/131/National-Autism-Theatre-Initiative [Zugriff: 24.07.2020].

Thom, Jess (2014): A relaxed Ending. https://www.touretteshero.com/2014/12/09/a-relaxed-ending/ [Zugriff: 14.07.2020].

Thom, Jess (2015): 'Relaxed' vs. 'Extra Live'. https://www.touretteshero.com/2015/02/21/%e2%80%98relaxed%e2%80%99-vs-%e2%80%98extra-live%e2%80%99/ [Zugriff: 16.07.2020].

Thom, Jess (2016): Relaxed Performances – The FAQs. https://www.touretteshero.com/2016/03/16/relaxed-performances-the-faqs/ [Zugriff: 14.07.2020].

Ugarte Chacón, Rafael (2019): Inklusion und Exklusion im Theater. Überlegungen zum Theater für ein gehörloses und hörendes Publikum. Berlin. https://firebasestorage.googleapis.com/v0/b/incarc.appspot.com/ o/Ugarte-Chacon_Inklusion%26Exklusion-im-Theater_INCARC2019_deu.pdf?alt= media&token=70e4710a-d07b-48f3-baaa-a18e003a0030 [Zugriff: 20.08.2020].

UN-BRK (2008): Gesetz zu dem Übereinkommen der Vereinten Nationen vom 13. Dezember 2006 über die Rechte von Menschen mit Behinderungen sowie zu dem Fakultativprotokoll vom 13. Dezember 2006 zum Übereinkommen der Vereinten Nationen über die Rechte von Menschen mit Behinderungen. In: Bundesgesetzblatt 35/2008, S. 1419–1457.

UPIAS (1975): Fundamental Principles of Disability. Being a summary of the discussion held on 22nd November, 1975 and containing commentaries from each organisation. https://disability-studies.leeds.ac.uk/wp-content/uploads/sites/40/library/UPIAS-fundamental-principles.pdf [Zugriff: 30.06.2020].

Waldschmidt, Anne (2005): Disability Studies: individuelles, soziales und/oder kulturelles Modell von Behinderung? In: Psychologie und Gesellschaftskritik 1/2005, S. 9–31. https://nbn-resolving.org/urn:nbn:de:0168-ssoar-18770 [Zugriff: 1.07.2020].

Friederike Achterholt

Wie kann die Sichtbarkeit von Menschen mit Behinderung auf der Theaterbühne gestaltet werden, um inklusionsorientierte Theaterarbeit zu ermöglichen?

Inhaltsverzeichnis

1. Einleitung

Spätestens seit der Ratifizierung der UN-Behindertenrechtskonvention (UN-BRK) durch Deutschland im Jahr 2009 ist die Inklusion von Menschen mit Behinderung in allen gesellschaftlichen Bereichen rechtlicher Konsens. Doch auch wenn sich damit die juristische Frage nach der Relevanz von Inklusion erübrigt hat, bleibt dennoch zu fragen, wie Inklusion umgesetzt werden kann und soll. Was bedeutet es, wenn Artikel 30 Absatz 1 der UN-BRK fordert,

> *„das Recht von Menschen mit Behinderungen [anzuerkennen], gleichberechtigt mit anderen am kulturellen Leben zu partizipieren" (Netzwerk Artikel 3 e. V. 2018, 30) und alle „geeignete[n] Maßnahmen [zu treffen], um Menschen mit Behinderungen die Möglichkeit zu geben, ihr kreatives, künstlerisches und intellektuelles Potenzial zu entfalten und zu nutzen" (ebd., 31)?*

Was umfasst gleichberechtigte Partizipation? Was sind geeignete Maßnahmen? Peter Tiedeken merkt an, dass ein künstlerisches Projekt „nicht gleich inklusiv [ist], weil sowohl Menschen mit als auch ohne Behinderung daran teilhaben" (Tiedeken 2012). Was bedeutet also Inklusion in Kunst und Kultur?

Dieser Buchbeitrag betrachtet inklusionsorientierte Theaterarbeit. Es wird diskutiert, wie die Sichtbarkeit von Menschen mit Behinderung auf der Theaterbühne gestaltet werden kann, um inklusionsorientierte Theaterarbeit zu ermöglichen. Dabei sind zwei Fragen zentral: Erstens, wie kann die Sichtbarkeit von Menschen mit Behinderung auf der Bühne überhaupt geschaffen werden? Hier werden bauliche, institutionelle und inhaltliche Zugangsbarrieren identifiziert und Überlegungen angestellt, wie diese überwunden werden können. Und zweitens, wie muss die Sichtbarkeit gestaltet werden, damit sie das Ziel der Inklusionsorientierung verfolgt und nicht Stigmatisierungen und Machtverhältnisse reproduziert? Hier wird die Inszenierungspraxis im Theater diskutiert.

Der Beitrag zielt folglich darauf ab, Inklusionsorientierung im Kontext von Theaterarbeit zu definieren, für bestehende Barrieren bezüglich der Sichtbarkeit auf der Theaterbühne zu sensibilisieren und Handlungsempfehlungen für die praktische, inklusionsorientierte Theaterarbeit aufzuzeigen. Dabei sollen Handlungsempfehlungen für bereits bestehende Theaterhäuser entwickelt werden. Somit richtet sich der vorliegende Text primär an Menschen, die inklusionsorientierte Theaterarbeit an bestehenden Häusern bereits umsetzen oder umsetzen wollen. Es ist wichtig zu betonen, dass Inklusionsorientierung in allen Bereichen des Theaters (Publikum, Personal, Programm, Zugang) umgesetzt werden muss (vgl. Aikins; Gyamerah 2016, 13 ff.). Die Analyse und Erarbeitung von Handlungsempfehlungen für alle Theaterbereiche würden jedoch den Umfang dieses Beitrags übersteigen. Deshalb wird der Fokus auf Inklusionsorientierung auf der Theaterbühne gelegt, obgleich alle Bereiche miteinander verzahnt sind und deshalb punktuell ebenfalls Erwähnung finden.

Methodisch ist es notwendig, sich inklusionsorientierter Theaterarbeit zunächst qua theoretischer Auseinandersetzung zu nähern, um auf Grundlage dessen Handlungsempfehlungen für die Praxis zu erarbeiten. Aus diesem Grund handelt es sich hierbei um eine Literaturrecherche. Sie gliedert sich in fünf Kapitel. Im zweiten Kapitel werden zunächst relevante Begrifflichkeiten definiert. Dabei wird geklärt, wie Inklusionsorientierung an bereits bestehenden Theaterhäusern zu verstehen ist und warum solche Theaterhäuser betrachtet werden. Zudem wird ein Überblick über rechtliche Grundlagen inklusionsorientierter Theaterarbeit gegeben. Das dritte Kapitel nähert sich auf theoretischer Ebene der Sichtbarkeit von Menschen mit Behinderung auf der Theaterbühne. Es werden zunächst behinderungsspezifische Zugangsbarrieren identifiziert, Maßnahmen zu deren Überwindung erarbeitet und geklärt, bei wem die Verantwortung liegt, die Maßnahmen zu ergreifen. Anschließend werden Barrieren, die aufgrund der inneren Haltung von Personen entstehen (im Folgenden einstellungsbedingte Barrieren genannt), in der Inszenierungspraxis aufgezeigt. Dazu wird in einem ersten Schritt die Bedeutung von Behinderung auf der Theaterbühne diskutiert. Anschließend werden auf Grundlage dessen solche Inszenierungspraktiken betrachtet, die einstellungsbedingte Barrieren darstellen, und Überlegungen angestellt, wie eine inklusionsorientierte Inszenierungspraxis gestaltet werden kann. Im vierten Kapitel werden auf Grundlage der theoretischen Überlegungen Handlungsempfehlungen in Form eines 10-Punkte-Plans für etablierte Theaterhäuser gegeben. Im abschließenden Fazit und Ausblick (fünftes Kapitel) werden die Erkenntnisse dahingehend zusammengefasst, inwiefern Veränderungen am Theaterhaus zu einer vermehrten Inklusionsorientierung führen können und welche Grenzen dabei bestehen. Schließlich wird aufgezeigt, wo weiterhin Diskussions- und Handlungsbedarf besteht und welche Fragen und Schwierigkeiten unbeantwortet bleiben.

Obgleich Inklusion am Theater mittlerweile in der Wissenschaft diskutiert wird, schließt der vorliegende Beitrag eine Lücke, die im Diskurs besteht. Inklusionsorientierte Theaterarbeit geht bislang mit kulturpolitischen Forderungen zur Überwindung institutioneller Barrieren einher (vgl. u. a. EUCREA 2018 & Schubert 2019), gleichzeitig auch mit der Loslösung von der spezifisch segregierenden Verortung der inklusionsorientierten Theaterarbeit in Werkstätten für Menschen mit Behinderung (vgl. u. a. Schubert 2019). Indem der Beitrag durch konkrete Handlungsempfehlungen die bestehenden Theaterhäuser in den Blick nimmt, wird ein neues Handlungsfeld betrachtet.

2. *Inklusionsorientiertes Theater*

2.1. Begriffsdefinitionen

2.1.1. Partizipation

Partizipation[1] wird hier nach dem Verständnis der UN-BRK definiert und meint die aktive und gesellschaftliche Partizipationsmöglichkeit eines Menschen mit Behinderung in allen gesellschaftlichen Bereichen (vgl. Hirschberg; Papadopoulos 2017, 107) sowie nach Michael T. Wright Mitbestimmung und Entscheidungsmacht (vgl. ebd., 108 f.). Dabei bedeutet Partizipation nicht nur, dass alle Menschen qua Gesetz die gleichen Rechte haben, sondern dass die Möglichkeit besteht, diese aktiv ausüben zu können (vgl. ebd.). Der Begriff ‚Möglichkeit' weist auf die Selbstbestimmung als einen zentralen Aspekt von Partizipation hin. Selbstbestimmung umfasst die Freiheit, eigene Entscheidungen zu treffen. Partizipationsmöglichkeiten sind folglich lediglich Möglichkeiten, über deren Nutzung oder Ablehnung jede*r selbst entscheiden können muss. Von erfolgreicher Partizipation kann nur gesprochen werden, wenn diese nach eigenen Vorstellungen stattfindet und nicht ein fremdbestimmtes Einbeziehen bedeutet (vgl. Wansing 2015, 49 f.). Partizipationsgerechtigkeit meint dabei, dass angemessene Bedingungen zur Verfügung gestellt werden, damit jede*r die Wahlmöglichkeit hat zu partizipieren oder nicht (vgl. Merkt 2017, 15 f.).

2.1.2. Behinderung

Der Begriff der Behinderung ist nicht allgemein anerkannt definiert (vgl. Dederich 2016, 107). Je nach disziplinärer Perspektive und Funktion des

---

1   In der amtlichen deutschen Fassung der UN-BRK wird der englische Begriff participation mit Teilhabe und Teilnahme übersetzt (vgl. Hirschberg 2010, 2). Der vorliegende Beitrag schließt sich der Kritik an dem Begriff Teilhabe als eine Form der passiven Partizipation (vgl. hierzu u. a. Tiedeken 2012 & Netzwerk Artikel 3 e.V. 2018, 5), sowie der Kritik an der deutschen Übersetzung der UN-BRK an (vgl. Boysen; Fitz; Schmitt 2012, 43f.). Folglich bezieht sich der Text auf die von Menschen mit Behinderung und ihren Verbänden formulierte Schattenübersetzung der UN-BRK (vgl. Netzwerk Artikel 3 e. V. 2018).

Begriffs wird ein unterschiedliches Verständnis von Behinderung herangezogen oder neu entwickelt. Behinderung ist ein Phänomen, das durch den jeweiligen Kontext bedingt ist (vgl. ebd.).

Es werden zwei unterschiedliche Dimensionen von Behinderung betrachtet, weshalb sich die Abschnitte auf unterschiedliche Definitionen beziehen. In Kapitel 3.1. werden behinderungsspezifische Zugangsbarrieren zur Theaterbühne benannt. Hier meint Behinderung eine situationsbedingte Partizipationsstörung im Sinne des bio-psycho-sozialen Modells im Rahmen der Internationalen Klassifikation der Funktionsfähigkeit, Behinderung und Gesundheit (ICF) der Weltgesundheitsorganisation (WHO). Nach der ICF liegt eine Behinderung vor, wenn die Funktionsfähigkeit zur Partizipation am gesellschaftlichen Leben und die Bewältigung von Lebenssituationen eines Menschen beeinträchtigt werden (vgl. Theunissen 2011, 34). Die Funktionsfähigkeit wird durch verschiedene Faktoren bedingt, die in gegenseitiger Wechselwirkung zueinanderstehen: Die (1) Körperstruktur, (2) Aktivitäten, (3) Partizipation und (4) Kontextfaktoren (vgl. ebd., 33). Diese vier Faktoren können förderlich oder nachteilig für die Funktionsfähigkeit eines Individuums sein (vgl. Dederich 2016, 108). Behinderung wird nach dem bio-psycho-sozialen Modell nicht als gegebene, dauerhafte Körpereigenschaft verstanden, sondern als kontextgebundene Partizipationsstörung (vgl. ebd. & Kulig 2005, 43). In Kapitel 3.1. bezieht sich Behinderung folglich auf die gestörte Partizipation auf der Theaterbühne. Menschen mit Behinderung meint hier also diejenigen Menschen, die aufgrund von Wechselwirkungen zwischen ihren körperlichen Voraussetzungen und äußeren Faktoren nicht auf der Theaterbühne sichtbar sind.

Die Kapitel 3.2. bis 3.2.2. diskutieren die Bedeutung und die Art und Weise der Darstellung von Behinderung auf der Theaterbühne. Hier ist Behinderung nicht vorrangig als Partizipationsstörung zu verstehen, sondern darüber hinaus als eine Differenzkategorie. Dieser Betrachtung liegt eine kulturwissenschaftliche Perspektive auf Behinderung zugrunde, die die Wahrnehmung und Repräsentation von Behinderung in Kunst, Kultur und Gesellschaft aus unterschiedlichen Blickwinkeln betrachtet (vgl. Dederich 2007, 42). Demnach beruhe Behinderung auf Vorstellungen von

Normalität und Abweichung. Behinderung werde erst dort produziert, wo ein Körper mit Anormalität assoziiert wird. Heterogene körperliche und kognitive Merkmale würden durch soziale Stigmata der Abweichung zur homogenen Kategorie Behinderung gemacht (vgl. Waldschmidt 2005, 25 ff.). In diesem Teil wird Behinderung im Sinne von Simi Linton als Sammelbegriff für eine sozial konstruierte Minderheit genutzt, die durch „gemeinsame soziale und politische Erfahrung" (Linton 1998, zit. n. Dederich 2007, 51) von Stigmatisierung, Abwertung und Diskriminierung verbunden ist (vgl. ebd.). Dabei beschränkt sich Behinderung in diesem Beitrag auf eine von außen wahrnehmbare Differenz zu einer gesellschaftlichen Norm. Dieses Verständnis von Behinderung dient einer kritischen Auseinandersetzung mit der binären Einteilung von normal / abnormal, behindert / nicht behindert sowie der Rekonstruktion und Dekonstruktion von Denkmustern, gesellschaftlichen Praktiken und institutioneller Organisation im Kontext der Inszenierungsarbeit am Theater (vgl. ebd.).

Die dominierende Herangehensweise dieses Beitrags ist es, mit Hilfe einer kulturwissenschaftlichen Betrachtungsweise Behinderung als Differenzkategorie zu reflektieren und infrage zu stellen, um Inszenierungspraktiken auf der Theaterbühne kritisch zu betrachten. Damit es aber überhaupt zu der Darstellung von Behinderung auf der Bühne kommen kann, müssen Zugangsbarrieren identifiziert und überwunden werden. Dafür muss Behinderung als real existierende Partizipationsstörung benannt werden. Das bio-psycho-soziale Modell ist demnach als Grundlage zentral, um eine kulturwissenschaftliche Auseinandersetzung mit der Darstellung des Phänomens Behinderung zu ermöglichen.

2.1.3. Inklusion und Inklusionsorientierung

Das zugrunde liegende Verständnis von Inklusion nach Hinz[2] meint das „Einbezogensein [eines jeden Menschen] als vollwertiges Mitglied der Gemeinschaft" (Hinz 2002, 6). Dabei geht es nicht um das Einbeziehen von bestimmten Menschen in eine bereits bestehende Gruppe, vielmehr

---

2   Hinz betrachtet Inklusion hauptsächlich im schulischen und bildungspolitischen Kontext, weist aber auf die Relevanz für alle Bereiche der Gesellschaft hin (vgl. Boban; Hinz 2009, 33 f.).

muss ein inklusives Konzept von vornherein eine einzige, untrennbar heterogene Gruppe als Zielgruppe denken (vgl. ebd., 3 & 7). Nach diesem Verständnis von Inklusion werden dichotome Konstruktionen wie behindert / nichtbehindert überflüssig, weil Heterogenität als Normalität die Einteilung in Kategorien überwindet (vgl. Boban; Hinz 2009, 32 ff.). Dieses Verständnis von Inklusion gilt als Orientierung, wohin sich Gesellschaft und gesellschaftliche Institutionen verändern sollen und ermöglicht die Reflexion über Veränderungsprozesse (vgl. ebd. & Hinz 2013). Völlige Inklusion, wie es nach diesem theoretischen Konzept gedacht ist, kann in der Gesellschaft nicht erreicht, aber angestrebt werden (vgl. Boban; Hinz 2009, 33 f.).

Diese Definition einer inklusiven Gesellschaft als utopisches Ziel berücksichtigend, soll der Prozess dorthin sich an dem Inklusionsverständnis der UN-BRK orientieren, das Inklusion über bildungspolitische und pädagogische Überlegungen hinaus in allen Dimensionen des sozialen Zusammenlebens betrachtet (vgl. Wansing 2015, 46). Laut der UN-BRK wird Inklusion als ein Prozess verstanden, in dem gesellschaftliche Partizipation für alle Menschen in allen Lebensbereichen auf Basis gleicher Rechte ermöglicht wird (vgl. ebd., 46 & 52). Inklusion soll also gesellschaftliche Voraussetzungen und Bedingungen für die Verwirklichung von Partizipation schaffen (vgl. ebd.). Hier geht es nicht um die Anpassung von Menschen mit Behinderung an gegebene Bedingungen. Die gesellschaftlichen Voraussetzungen und Bedingungen müssen vielmehr auf Grundlage der Verschiedenheit der Menschen geschaffen werden (vgl. ebd., 52). Dafür ist die Anerkennung der Verschiedenheit von Menschen als gleichwertig zentral (vgl. ebd.). Als Abgrenzung der Begriffe „Partizipation" und „Inklusion" ist hervorzuheben, dass Partizipation als Einbezug *eines* Individuums situativ realisiert werden kann. Inklusion als umfassende Partizipation für *alle* Menschen bleibt hingegen eine Utopie.

Es ist wichtig zu betonen, dass Inklusion den Umgang mit Heterogenität meint und Behinderung als eine, aber nicht als einzige Heterogenitätsdimension darin vorkommt (vgl. Hinz 2013). Sich dessen bewusst, beschränkt sich der vorliegende Text auf Inklusion mit dem Fokus auf die Dimension Behinderung. Er entwirft ein Praxiskonzept auf der Grundlage von theoretischen Erkenntnissen, erhebt dabei aber nicht den Anspruch auf eine umfassende Umsetzung der Theorie. Es wird lediglich im Sinne von Boban und Hinz Inklusion als *Nordstern* (vgl. Boban; Hinz 2009, 33) verstanden und damit ein Versuch der Annäherung an das Ideal der Inklusion gemacht. Aus diesem Grund wird der Begriff „inklusionsorientiert" genutzt. Die Wahl des Begriffs „Inklusionsorientierung" statt „Partizipation" soll hervorheben, dass das (utopische) Ziel der erarbeiteten Handlungsempfehlungen dem besprochenen Verständnis von Inklusion nach Hinz und der UN-BRK entspricht und nicht individuelle Partizipation meint.

2.2. Inklusionsorientierung an etablierten Theaterhäusern

Inklusionsorientierung am Theater bedeutet nach der in Kapitel 2.1.3. dargestellten Definition, dass der Theaterbetrieb eines Theaterhauses so gestaltet wird, dass gleichberechtigte Partizipation von allen Menschen mit unterschiedlichen Voraussetzungen und Bedürfnissen ermöglicht wird. Dabei müssen alle Ebenen eines Theaterbetriebes betrachtet werden. Nach Joshua Kwesi Aikins und Daniel Gyamerah sind diese Ebenen das (1) Personal, das (2) Programm, das (3) Publikum und der (4) Zugang zu Förderinstrumenten und in das professionelle Kulturgeschäft (vgl. Aikins; Gyamerah 2016, 13 f.). Wenngleich alle Bereiche sich gegenseitig bedingen und jeder einer tiefgreifenden Analyse bedürfte, betrachtet der vorliegende Text die Ebene des Personals und beschränkt sich dabei auf die Partizipation von Schauspieler*innen mit Behinderung. Menschen mit Behinderung können mit physischen oder strukturellen Barrieren konfrontiert sein (bio-psycho-soziales Modell von Behinderung) oder durch Vorurteile und Stigmatisierungen behindert werden (kulturwissenschaftliche Perspektive auf Behinderung). Das bedeutet, dass der Prozess der Inklusionsorientierung am Theater zum einen die Eliminierung von Zugangsbarrieren am Theaterhaus und auf dem (Ausbildungs-)Weg dorthin meint, damit der Zugang zur Theaterbühne und damit die Sichtbarkeit von Schauspieler*innen mit Behinderung überhaupt ermöglicht wird. Zum anderen müssen einstellungsbedingte Barrieren, die die gleichberechtigte Sichtbarkeit verhindern, eliminiert werden. Dabei werden einstellungsbedingte Barrieren in der Inszenierungspraxis betrachtet. Neben der Eliminierung von Barrieren bedarf es der Schaffung von Umweltbedingungen, welche die Partizipation von Menschen mit Behinderung ermöglichen. Das Ideal inklusiver Theaterarbeit ist die Überwindung von Behinderung als Differenzkategorie. Dafür bedarf es zunächst in einem ersten Schritt der Anerkennung von Schauspieler*innen mit Behinderung als gleichwertig mit allen anderen Schauspieler*innen.

Es gibt verschiedene Formen schauspielerischer Teil- und Vollzeitberufstätigkeit: Die berufliche schauspielerische Tätigkeit umfasst die selbstständige Arbeit, ein Anstellungsverhältnis an einem Theaterhaus oder die schauspielerische Arbeit angegliedert an einen Arbeitsplatz in einer Werkstatt für Menschen mit Behinderung (WfbM) (vgl. Merkt 2016b, 47 ff. & Gerland 2016a, 30 ff.). Das nicht-berufliche Schauspielen kann in einer Freizeitgruppe realisiert werden. Inklusionsorientierte Theaterarbeit muss Kenntnisnahme durch die Gesamtgesellschaft ermöglichen (vgl. Merkt 2017, 179 & Schubert 2019, 79 f.) und darf sich nicht auf eine Nische beschränken. Durch die Etablierung von Inklusionsorientierung an Theaterhäusern mit großer Reichweite können die Stigmata von Therapie und Soziokultur überwunden und dauerhafte Partizipation ermöglicht werden, statt die Beschränkung auf kurzfristige, projektbasierte Theaterarbeit zu verschärfen[3].

2.3. Rechtliche Grundlagen

Die Forderungen nach Inklusion und Partizipation von Menschen mit Behinderung haben in Deutschland in verschiedenen Abkommen und Gesetzen eine rechtliche Grundlage. Artikel 3 im Grundgesetz (GG) ist im Jahr 1994 um die Formulierung ergänzt worden: „Niemand darf wegen seiner Behinderung benachteiligt werden" (Art. 3 Abs. 3 GG). Dieses Staatsziel, das rechtlich nicht einklagbar ist, wird im Behindertengleichstellungsgesetz (BGG), im Sozialgesetzbuch IX (SGB IX), in der UN-BRK und im Bun-

---

3   Für einen Überblick über die Entwicklungen des Umgangs mit und der Rezeption von Künstler*innen mit Behinderung siehe Koch 2017.

desteilhabegesetz (BTHG) rechtlich verbindlich festgehalten (vgl. Boysen; Fitz; Schmitt 2012, 49 ff. & BMAS 2020). Während das BGG, das SGB IX und das BTHG rechtliche Ansprüche auf individuelle Unterstützung geltend machen, formuliert die UN-BRK sowohl Rechte für Menschen mit Behinderung, zieht aber darüber hinaus auch den Staat und die Gesellschaft in Verantwortung aktiv eine inklusive Gesellschaft zu gestalten (vgl. Merkt 2016a, 14), einen Bewusstseinswandel hinsichtlich der Rechte von Menschen mit Behinderung zu ermöglichen (Art. 8 UN-BRK) und strukturelle Barrieren abzubauen (vgl. Aichele 2015, 90 & Boysen; Fitz; Schmitt 2012, 41 ff.). Aus diesen Gründen wird die UN-BRK als rechtliche Grundlage herangezogen und das SGB IX, das BGG und das BTHG lediglich teilweise zur Überwindung von Zugangsbarrieren auf dem Weg zur Theaterbühne vorgeschlagen.

Inklusionsorientierung am Theater als Eliminierung von Zugangsbarrieren, sowie als stigmatisierungs- und vorurteilsfreie Inszenierungspraxis, findet in der UN-BRK rechtliche Bestimmung durch verschiedene Artikel. Artikel 27 (Arbeit und Beschäftigung) der UN-BRK ist zentral für die Inklusion am allgemeinen Arbeitsmarkt im Gegensatz zu „institutionelle[n] Sonderwege[n]" (Trenk-Hinterberger 2015, 107). Die dafür als Voraussetzung geltende Ausbildung ist Gegenstand von Artikel 24 (Bildung) der UN-BRK und umfasst die schulische und tertiäre Ausbildung. Beide Artikel fordern inklusive Ausbildungs- und Arbeitsmarktsysteme, die auf Chancengleichheit und freier Wahlmöglichkeit beruhen (vgl. ebd., 107 ff.). Ein inklusiver Arbeitsmarkt meint im Sinne der UN-BRK die Gestaltung von Arbeitsmarkt und Arbeitsumfeld unter Berücksichtigung unterschiedlicher Voraussetzungen, im Gegensatz zur Anpassung von Menschen mit Behinderung an bereits bestehende Systeme, hier etablierte Theaterhäuser (vgl. ebd., 111 f.). Die Artikel sind zentral für den Abbau von Zugangsbarrieren zum Beruf der*des Schauspielenden und zum Arbeitsplatz Theater.

Artikel 30 der UN-BRK regelt die „Partizipation am kulturellen Leben sowie an Erholung, Freizeit und Sport" (Netzwerk Artikel 3 e. V. 2018, 30) und fordert in Absatz 1 Maßnahmen zur gleichberechtigten Kulturrezeption. Es braucht hier nicht nur den barrierearmen Zugang zu Orten, sondern auch zum künstlerischen und kulturellen Material (vgl. Merkt 2016a,

16). Die in Absatz 2 geforderte gleichberechtigte Kulturproduktion umfasst die Möglichkeit zur Entfaltung des „kreative[n], künstlerische[n] und
intellektuelle[n] Potenzial[s] [...], nicht nur für sich selbst, sondern auch
zur Bereicherung der Gesellschaft" (Netzwerk Artikel 3 e. V. 2018, 31).
Damit ist der Einbezug von Menschen mit Behinderung in Institutionen
und an Orte mit gesamtgesellschaftlicher Reichweite rechtlich verbindlich
festgelegt und widerspricht der Praxis einer Nischenbildung für inklusionsorientierte Kulturpraxis (vgl. Merkt 2017, 179).

Während Artikel 24, 27 und 30 der UN-BRK konkrete Barrieren kultureller Partizipation thematisieren und rechtliche Grundlage für Maßnahmen
zum Abbau von Zugangsbarrieren sind (Kapitel 3.1), nimmt Artikel 8 der
Konvention die Bewusstseinsbildung der Gesellschaft in den Fokus (vgl.
Netzwerk Artikel 3 e. V. 2018, 15 f.) und dient als Grundlage für die Diskussion über Inszenierungspraktiken am Theater (Kapitel 3.2 ff.). Artikel 8
fordert

*„a) in der gesamten Gesellschaft [...] das Bewusstsein für Menschen
mit Behinderungen zu schärfen und die Achtung ihrer Rechte und ihrer Würde zu fördern; b) Klischees, Vorurteile und schädliche Praktiken
gegenüber Menschen mit Behinderungen [...] in allen Lebensbereichen
zu bekämpfen; c) das Bewusstsein für die Fähigkeiten und den Beitrag
von Menschen mit Behinderungen zu fördern" (Netzwerk Artikel 3 e. V.
2018, 15).*

Kunst- und Kulturproduktionen und damit auch Theaterinszenierungen,
können und sollen als experimentelle Räume einen Perspektivwechsel ermöglichen. Damit sollen sie diese Bewusstseinsbildung unterstützen (vgl.
Poppe 2019, 19 & BMAS 2011, 102), mit dem Ziel, im Sinne einer kulturwissenschaftlichen Perspektive auf Behinderung „andere Bilder über Behinderung zu erzeugen" (Poppe 2019, 19).

3. Sichtbarkeit auf der Bühne im Kontext inklusions-orientierten Theaters

3.1. Behinderungsspezifische Zugangsbarrieren

Barrieren sollen nach Jörg M. Kastl definiert werden als „verkleidete Normen der Gesellschaft darüber, womit Menschen aus eigener Kraft zurechtkommen müssen" (Kastl 2017, 49). Folglich steht Barriere begrifflich für „alles [...], was Menschen (mit [...] Behinderung) an einem allgemein üblichen, unbeschwerten Zugang bzw. einer ebensolchen Nutzung hindert" (Kastl 2016, 102) oder nur mit fremder Hilfe zugänglich und nutzbar ist (vgl. ebd.). Barrieren verhindern somit die Partizipation eines Menschen oder strukturell einer Gruppe von Menschen. Wenn Barrieren durch Normen der Gesellschaft entstehen, müssen diese für Barrierereduzierung zugunsten von Menschen mit Behinderung verändert werden (vgl. Kastl 2017, 49).

Für eine Differenzierung in diesem Beitrag wird zwischen Zugangsbarrieren und einstellungsbedingten Barrieren unterschieden. Eine trennscharfe Unterscheidung zwischen den Barrieretypen ist allerdings nicht möglich, weil Einstellungen zu und Vorstellungen von Behinderung, zum Beispiel in Form von Schönheits- und Normvorstellungen, die in der Gesamtgesellschaft existieren, auch Zugangsbarrieren darstellen können (vgl. Kapitel 3.1.2.).

Barrieren, das gilt für Zugangs- sowie für einstellungsbedingte Barrieren, sind relational. Das bedeutet, dass sie abhängig von körperlichen, psychischen und sozialen Gegebenheiten sind. Hilfsmittel, die für eine Person eine Barriere überwinden, können für eine andere Person eine Barriere darstellen. Vollumfängliche Barrierefreiheit ist folglich nicht realisierbar, für einzelne Personen oder Personengruppen kann Barrierefreiheit aber umgesetzt werden (vgl. Kastl 2016, 103). Aus diesem Grund werden die Begriffe *barrierearm*, statt *barrierefrei* und *Barrierereduzierung* statt Barrierefreiheit verwendet, um auf die Relationalität von Barrieren und damit von Barrierefreiheit hinzuweisen. Dabei ist als utopisches Ziel Barrierefreiheit mitgedacht.

3.1.1. Fehlende Frühförderung

Um den Zugang zur Theaterbühne zu ermöglichen, muss zunächst das Interesse am Schauspiel entwickelt und der Beruf der*des Schauspielenden für die eigene Biografie in Betracht gezogen und verfolgt werden können (vgl. Diehl 2017, 133). Hier bieten theaterpädagogische Angebote in der (außer-)schulischen Bildung im Sinne der Partizipationsgerechtigkeit erste Kontaktmöglichkeiten (vgl. Merkt 2017, 16 f. & Kasch 2018 & Schubert 2019, 81). Es braucht barrierearme Frühförderung in Form von pädagogischen Settings, sowie von ersten Bühnenerfahrungen (vgl. Zimmermann 2017, 22). Barrierearme Frühförderung bedarf baulicher und inhaltlicher Barrierereduzierung sowie einer inklusionsorientierten Grundhaltung und Qualifikation von Pädagog*innen. Dies wiederum meint die Anerkennung der Vielfalt der Zielgruppe und deren individueller Ausdrucksformen, sowie die Anerkennung aller Teilnehmenden als gleichberechtigte Künstler*innen (vgl. Wüstehube 2017, 165 f.). Hier müssen sonderpädagogische Lehrinhalte in den Curricula der Ausbildung von Theater- und Kulturpädagog*innen verankert werden[4]. Zudem ist es notwendig, dass professionelle Spielleiter*innen inklusionsorientierte Theatergruppen leiten, damit solche Gruppen nicht länger ausschließlich mit Therapie und Soziokultur verknüpft werden (vgl. Rauch 2018, 38 & Gerland; Keuchel; Merkt 2017).

Die inklusionsorientierte Qualifikation von Pädagog*innen zu gewährleisten liegt im Verantwortungsbereich der (Bildungs-)Politik. Theaterpädagogische Angebote an Theaterhäusern müssen von solchen barrierearm gestaltet werden. Darüber hinaus stellt die Rezeption von Theateraufführungen einen Berührungspunkt dar. Dafür müssen die entsprechenden Theaterinstitutionen einen nach Artikel 30 der UN-BRK barrierearmen Zugang zu ihren Aufführungen und Veranstaltungen gewährleisten.

---

4   Zur Diskussion und Vertiefung diesbezüglich: Krebber-Steinberger 2017 & Keuchel 2017, 28 f. & Keuchel; Merkt 2017, 11 f.

3.1.2. Ausbildungsstrukturen

Für den Zugang zur Theaterbühne an etablierten Theaterhäusern ist in den meisten Fällen der Abschluss eines Schauspielstudiums Voraussetzung (vgl. Keuchel 2016, 111 & Keuchel; Merkt 2017, 11 f.). Folglich werden in diesem Abschnitt im Sinne von Artikel 24 der UN-BRK Zugangsbarrieren zu den Ausbildungsstrukturen im tertiären Bildungsbereich betrachtet.

Akademische Ausbildungen im künstlerischen Feld sind selten zugänglich für Menschen mit Behinderung, weshalb inklusionsorientierte Ausbildungsangebote meist jenseits von offiziellen Ausbildungsgängen (z. B. an Schauspielhochschulen) gegründet werden (vgl. Merkt 2017, 18). Hier gibt es Kooperationen mit bestehenden Ausbildungsinstitutionen und eigens entwickelte Aus- und Weiterbildungsprogramme (vgl. u. a. ARTplus & Volxakademie & Glanzstoff in: Gerland; Keuchel; Merkt 2017, 37 ff.). Viele künstlerische Ausbildungsmöglichkeiten für Menschen mit Behinderung sind zudem an einen Werkstattplatz in Werkstätten für Menschen mit Behinderung (WfbM) gebunden (vgl. EUCREA 2018, 11). Neu entwickelte Institutionen und Ausbildungsprojekte entsprechen nicht einer nach Artikel 24 der UN-BRK definierten inklusionsorientierten Ausbildungslandschaft und bieten keine Voraussetzung für die Arbeit an etablierten Theaterhäusern. Sie begünstigen vielmehr einen im Sinne von Inklusionsorientierung zu überwindenden parallelen Kunst- und Kulturbetrieb (vgl. EUCREA 2018, 11). Das Ziel sollte Barrierereduzierung innerhalb etablierter Ausbildungsmöglichkeiten sein.

Schauspielschulen konfrontieren Menschen mit Behinderung mit Zugangsbarrieren auf räumlicher, inhaltlicher und einstellungsbedingter Ebene. Die Verantwortung, bauliche Maßnahmen zum Abbau von Barrieren an Hochschulen rechtlich verbindlich festzulegen und finanzielle Mittel dafür zur Verfügung zu stellen, liegt bei den Kultusministerien der Länder, sowie bei den Hochschulen selbst (vgl. Stibbe 2018, 3 ff.). Inhaltliche Barrieren (Informations-, Lehrmaterialien, Lehrinhalte, Vermittlungsmethoden) müssen gemäß den Überlegungen in Kapitel 3.1.1. durch eine entsprechende Qualifizierung des Lehrpersonals sowie eine barrierearme Gestaltung von Hochschulinformationen überwunden werden, wobei die

Bildungspolitik und die Hochschulen in der Verantwortung stehen. Individuelle Unterstützungsbedarfe (z. B. Gebärdensprachdolmetschende, Assistenzkräfte) können durch Sozialleistungen (SBG IX) beantragt werden.

Einstellungsbedingte Barrieren umfassen hinsichtlich der Ausbildungsstrukturen körperliche und handwerkliche Normen, die Voraussetzungen für Aufnahmeprüfungen und das Studium an einer Schauspielschule darstellen (vgl. Schulte 2017, 192 f.). Zudem ist eine gesellschaftliche Vorstellung von Schönheit eine Barriere für solche Menschen, die in der Gesellschaft als anders und unschön wahrgenommen werden (vgl. Zimmermann 2017, 22). Diese Norm- und Schönheitsvorstellungen müssen überwunden werden, um Menschen mit Behinderung als potenzielle Schauspieler*innen wahrzunehmen und professionelle Ausbildungsinstitutionen für sie zu öffnen (vgl. Schulte 2017, 192 f.). Betreffende Handlungsoptionen und -maßnahmen werden in Kapitel 3.2.2. und Kapitel 4. diskutiert.

Eine inklusionsorientierte Ausbildungslandschaft umfasst neben dem barrierearmen Zugang zum Studium auch die Besetzung von Dozierenden durch Menschen mit heterogenen Voraussetzungen. Sie übernehmen zum einen eine Vorbildfunktion für Studierende mit Behinderung (vgl. Gerland 2017, 227), zum anderen können sie durch ihre eigene Betroffenheit sensibel und flexibel auf individuelle Voraussetzungen und Herangehensweisen reagieren (vgl. Keuchel 2017, 25 f.).

3.1.3. Arbeitsbedingungen für Schauspieler*innen an etablierten Theaterhäusern

Der Beruf der*des Schauspielenden an etablierten Theaterhäusern wird vielfach mit körperlicher Unversehrtheit verbunden (vgl. Zimmermann 2016, 102). Folglich sind die Arbeitsstrukturen auf eine körperliche Norm ausgerichtet und können für Menschen, die dieser Norm nicht entsprechen, Barrieren darstellen. Um im Sinne von Artikel 27 der UN-BRK ein inklusionsorientiertes Arbeitsumfeld zu etablieren, müssen diese Barrieren überwunden werden.

Dabei können Barrieren auf struktureller sowie auf individueller Ebene der Theaterhäuser bestehen. Strukturelle Barrieren beziehen sich auf übergreifende Strukturen etablierter Theaterhäuser. Kasch spricht von Theater als „Selbstoptimierungs- und Selbstausbeutungsbetrieb" (Kasch 2018). Schauspieler*innen arbeiten in den meisten Fällen unter prekären Bedingungen. Dazu zählen niedrige Löhne, die teilweise durch Nebentätigkeiten aufgestockt werden müssen, unregelmäßige Arbeitszeiten, die zu verkürzten Ruhezeiten führen können, Mehrarbeit durch das Auslagern von Vor- und Nachbereitung aus den vorgesehenen Arbeitszeiten, häufige Theater- und Wohnortswechsel durch befristete Verträge und physische und mentale Extremsituationen durch zahlreiche Vorstellungen (vgl. Schmidt 2019, 162 ff.). Diese prekären Arbeitsbedingungen können für Menschen mit Behinderung aufgrund von körperlichen oder mentalen Voraussetzungen eine zusätzliche Belastung sein und Barrieren darstellen. Wer unter diesen Bedingungen nicht reibungslos funktioniert, wird ausgeschlossen (vgl. Kasch 2018). Im Sinne von Inklusionsorientierung nach Artikel 27 der UN-BRK soll aber vielmehr über Veränderungen der bestehenden Strukturen zugunsten des Barriereabbaus diskutiert werden (vgl. ebd.). Hier haben Intendant*innen einen wichtigen, unmittelbaren Einfluss auf die Gestaltung der Arbeits- und Entlohnungsstruktur am jeweiligen Theater (vgl. Schmidt 2019, 160 ff.). Langfristige, strukturelle und häuserübergreifende Veränderungen müssen durch die Politik bewirkt werden (vgl. ebd.).

Auf individueller Ebene sind solche Zugangsbarrieren gemeint, die durch die individuelle Struktur eines Theaterhauses bestehen. Es würde zu weit führen alle erdenklichen Barrieren aufzuzählen. Vielmehr sei darauf hingewiesen, dass die Erforschung des Status Quo, einschließlich Partizipationsbarrieren und -wünschen, notwendig ist, um Handlungsbedarfe zu ermitteln (vgl. Merkt 2016c, 121). Bei der Identifizierung von individuellen Barrieren stehen die Theaterhäuser in der Verantwortung. Auf struktureller Ebene müssen Wissenschaft und Politik zusammenarbeiten und Forschungsgelder zur Verfügung stellen. Auf beiden Ebenen sollen von Barrieren betroffene Personen in den Prozess einbezogen werden[5].

---

5   Gemäß dem Motto der UN-BRK „Nichts über uns ohne uns!" (Arnade 2015, 93) und Artikel 4 Absatz 3 der UN-BRK sollen Menschen mit Behinderung in Entscheidungs- und Gestaltungsprozesse einbezogen werden (vgl. Netzwerk Artikel 3 e. V. 2018, 13).

Um Barrieren abzubauen und die Partizipation am Arbeitsmarkt als Menschenrecht zu erhöhen, braucht es finanzielle Ressourcen. Diese sollen nicht als gesonderte Fördertöpfe zur Verfügung gestellt, sondern in der generellen Finanzierung mitgedacht werden, sodass Inklusionsorientierung als Querschnittsthema deutlich wird (vgl. EUCREA 2018, 14 & Düwel 2016, 117).

3.2. Einstellungsbedingte Barrieren auf der Theaterbühne

Wenn der Zugang zur Theaterbühne ermöglicht wird, können weiterhin einstellungsbedingte Barrieren in der Inszenierungspraxis existieren. Sie können durch die Darstellungspraxis und Besetzungspolitik entstehen. Die Rezeption von Schauspieler*innen mit Behinderung durch das Publikum und die Presse kann ebenso einstellungsbedingte Barrieren darstellen (vgl. Snethlage-Luz 2019)[6]. Weil die Rezeption aber nur bedingt im direkten Gestaltungsspielraum des Theaterhauses liegt, wird diese hier nicht näher betrachtet. Die Rezeption, abhängig von der Interpretation des Gesehenen durch das Publikum, ist vielmehr Ausdruck eines gesellschaftlichen Verständnisses von Behinderung, das durch die Inszenierungspraxis beeinflusst wird, aber letztendlich nicht in der vollkommenen Gestaltungsmacht der Theatermachenden liegt.

Um einstellungsbedingte Barrieren zu überwinden, muss geklärt werden, auf welchen Einstellungen und Vorstellungen sie basieren. Deshalb wird im Folgenden zunächst die Bedeutung von Behinderung auf der Theaterbühne verhandelt. Anschließend werden Praktiken, die einstellungsbedingte Barrieren darstellen können, aufgezeigt und Möglichkeiten zur Überwindung dieser erarbeitet.

---

6   Snethlage-Luz bezieht sich in ihrem Aufsatz auf die bildenden Künste. Ihre Überlegungen zur Bedeutung von Behinderung für die Rezeption durch das Publikum und die Presse können auf das Theater übertragen werden (Behinderung als zentrales Thema, Reproduktion vom Status Quo durch die Presse, etc.).

3.2.1. Über die Bedeutung von Behinderung auf der Bühne

Körperlichkeit ist nach Yvonne Hardt „die grundlegende Tatsache der individuellen Präsenz jedes Akteurs auf der Bühne" (Hardt 2014, 192). Der Körper dient der*dem Schauspielenden als Instrument und als primäres Medium des Ausdrucks (vgl. Roselt 2012, 85 f.).

Die Aufnahmepolitik an Schauspielschulen und die Darstellungspraxis an Theaterhäusern sind in den meisten Fällen an ein Körperideal geknüpft (vgl. Schulte 2012, 130 f.). Dabei gelten weiße Körper, Sportlichkeit, körperliche Unversehrtheit und Heteronormativität als gängige Repräsentationsnormen (vgl. ebd., 133). Ein Grund dafür sind Rollenbilder in der klassischen Dramenliteratur, die diese Körperideale fordern – oder das bewusste Abweichen von diesen, um wiederum klassische Rollen (z. B. Narren oder Freaks) darzustellen – und denen sich etablierte Theaterhäuser nach wie vor bedienen (vgl. ebd., 131). Auf die Differenzkategorie Behinderung übertragen, sind es also nicht-behinderte Körper, die auf der Theaterbühne am sichtbarsten sind und zur Sehgewohnheit des Publikums gehören (vgl. Siebers 2012, 16); behinderte Körper sind selten sichtbar. Hier wird ein Paradox von Sichtbarkeit und Unsichtbarkeit von (nicht-)behinderten Körpern deutlich: nicht-behinderte Körper sind quantitativ am sichtbarsten, entsprechen aber einer Körpernorm, werden folglich nicht bewusst als nicht-behindert wahrgenommen oder hinterfragt. Daher bleiben sie für das Publikum de facto unsichtbar, weil ihnen als vermeintlich neutrale Körper keine gesonderte inhaltliche Bedeutung per se zugesprochen wird. Wenn ein Körper mit wahrnehmbarer Behinderung – der im quantitativen Verständnis oftmals unsichtbar bleibt – die Bühne betritt, wird er hingegen, im Gegensatz zum nicht-behinderten Körper, sofort sichtbar (vgl. ebd.).

Als eine verbreitete Theaterpraxis an etablierten Theaterhäusern gilt die klassische Schauspielkunst, die sich am dramatischen Rollenspiel orientiert (vgl. Roselt 2012, 85 f. & Haß 2014, 303). Sie fordert eine vermeintliche Neutralität der*s Schauspielenden (vgl. Kasch 2018 & Roselt 2012, 85 f.). Eine Erscheinung jener*jenes, die der schauspielerischen Norm entspricht und somit vermeintlich neutral wirkt, soll es Schauspieler*innen ermöglichen, jede Rollenfigur unabhängig von ihren körperlichen und geistigen Attributen spielen zu können (vgl. Siebers 2012, 21). Dieses schauspielerische Ideal hat zum Ziel, dass die*der Schauspielende so in der Rollenfigur ‚verschwindet', dass die Differenz von beiden nicht erkennbar ist (vgl. Roselt 2012, 85 f.). Das wird Schauspieler*innen mit Behinderung nicht zugetraut, weil der Körper dem Publikum aufgrund seiner Sehgewohnheit unabhängig von der schauspielerischen Perfektion der*des Schauspielenden, sichtbar bleibt (vgl. Siebers 2012, 19). Nach Konstantin Sergejewitsch Stanislawski zieht ein von der Norm abweichender Körper die Aufmerksamkeit auf sich (vgl. Kasch 2018) und die Behinderung wird wahrgenommen. Das ‚Verschwinden' in der Rolle wird damit verwehrt und das Publikum nimmt die*den Schauspieler*in mit Behinderung nicht als andere Rolle an (vgl. Siebers 2012, 19). Hierzu gibt es bislang noch keine empirischen Erkenntnisse. Beobachtungen legen aber nahe, dass der Kulturbetrieb seinem bildungsbürgerlich sozialisierten Publikum diese Akzeptanzproblematik von Menschen mit Behinderung auf der Theaterbühne zuschreibt und diese im Inszenierungsprozess berücksichtigt (vgl. Gerland 2016b, 65 f.).

Tobin Siebers stellt darüber hinaus die These auf, dass das Publikum sogleich beim Erscheinen eines behinderten Körpers auf der Bühne nach dessen Bedeutung fragt (vgl. Siebers 2012, 16). Diese These kann gestützt werden, wenn Theater nach Erika Fischer-Lichte als eine durch eine Inszenierung hervorgebrachte Aufführung definiert wird (vgl. Fischer-Lichte 2014, 154). Inszenierung meint nach Fischer-Lichte den intentionalen „Vorgang der Planung, Erprobung und Festlegung von Strategien [...], nach denen die Materialität einer Aufführung performativ hervorgebracht werden soll" (ebd., 152). Die Setzung aller dargestellten Objekte, Inhalte, etc. einer Theateraufführung – folglich auch die Besetzung mit Schauspieler*innen – erfolgt demnach planvoll. Wenn also ein behinderter Körper als Abweichung der Sehgewohnheit sichtbar wird, fragt das Publikum nach der Bedeutung der Besetzung. Hier soll davon ausgegangen werden, dass das Publikum nach der Bedeutung von behinderten Körpern fragen wird, solange sie nicht zur Sehgewohnheit gehören. Imanuel Schipper weist darauf hin, dass die individuellen Erwartungen und

Normen der*des Betrachtenden darüber entscheiden, ob eine Behinderung als solche wahrgenommen wird oder nicht. Die Frage sei notwendig, ob nicht erst die*der Zuschauer*in mit ihrer*seiner Rezeption aus einem Menschen mit bestimmten Eigenschaften eine*n Schauspieler*in mit Behinderung macht (vgl. Schipper 2012, 7). Hier wäre anzunehmen, dass keine pauschalen Aussagen über das Publikum getroffen werden können. Für diesen Beitrag, der nicht individuelles Rezeptionsverhalten, sondern die Auswirkung von gesellschaftlichen Vorstellungen auf die Bedeutung von Behinderung auf der Bühne betrachtet, soll festgehalten werden, dass auch nach dem Verständnis von Schipper die gesellschaftliche Vorstellung von Behinderung und eine allgemeine Sehgewohnheit zentral für die Wahrnehmung von Schauspieler*innen mit Behinderung sind, weil jene den Erfahrungshorizont und damit auch das individuelle Rezeptionsverhalten der betrachtenden Person prägen.

Welche Bedeutung wird nun dem behinderten Körper zugeschrieben? Rollen mit Behinderung sind schon in den Anfängen der Theatergeschichte zu finden (vgl. Kasch 2018) und bilden bis heute eine stabile Konstante (vgl. Dederich 2007, 108). Dabei wird sich der Kategorie Behinderung bedient, um Figuren mit Bedeutung aufzuladen (vgl. Kasch 2018) oder Behinderung als Stellvertreter für etwas Abstraktes oder Allgemeines zu nutzen (Dederich 2007, 110). Die Behinderung selbst ist selten das Thema, vielmehr wird sie für künstlerische Zwecke instrumentalisiert, vordergründig als Metapher oder stereotyper Topos (vgl. ebd., 108 ff.). Dabei erscheint die Behinderung als zentrales Merkmal einer Rolle, nicht als eines von vielen (vgl. Kasch 2018). Um beim Publikum Mitleid, Abscheu oder Pathos zu erzeugen, bedient sich das Theater dem historisch gewachsenen gesellschaftlichen Verständnis von Behinderung als zu lösendes Problem und setzt dafür Rollen mit Behinderung ein (vgl. Dederich 2007, 110 ff.).[7]

---

7   Es kann hier kein umfassender Überblick über die historischen Entwicklungen der gesellschaftlichen Bedeutung von Behinderung gegeben werden. An dieser Stelle ist es jedoch wichtig zu erwähnen, dass das Verständnis von Behinderung als Leid und Grund für ein Außenseiter-Dasein aus einer lange geltenden, religiösen Sichtweise von Behinderung als Strafe der Götter resultiert sowie aus einer nach der Aufklärung bis in die 1970er Jahre dominierenden medizinischen Sichtweise auf Behinderung, die Behinderung pathologisiert und als zu lösendes Problem mit Leid assoziiert (vgl. Dederich 2007, 85 ff. & Waldschmidt 2005, 15 ff.).

Behinderte Rollen auf der Bühne prägen das gesellschaftliche, mit Stereo-
typen behaftete Bild von Menschen mit Behinderung. Metaphern sollen
nicht nur Sachverhalte veranschaulichen, sie lehren auch, Dinge auf eine
bestimmte Art wahrzunehmen und zu deuten, haben folglich einen wer-
tenden Charakter (vgl. ebd., 114 f.). Die stereotype und meist negative
Darstellung von Behinderung wird in ein gesellschaftliches Verständnis
übernommen und setzt damit Ausgrenzungs- und Ausschlussmechanismen fort (ebd., 111). Denn der in der Sprache und damit auch im Theater
repräsentierte Körper – wenngleich es sich nicht um einen realen, physischen Körper handelt, sondern um eine Abstraktion – wird zum Sym-
bolkörper und produziert Vorstellungen von behinderten Körpern, die als
gesellschaftliche Vorstellungen wirken und als vermeintliches Wissen verfestigt und vertieft werden (vgl. ebd., 112 f.). David T. Mitchell und Sharon
L. Snyder stellen die These auf, dass Literatur und darstellende Künste
einen großen Anteil an der kulturellen Konstruktion von Behinderung als
negative Differenzkategorie haben (vgl. ebd., 108). Der sprachlich repräsentierte Körper ist sowohl Produkt der Kultur als auch kulturproduzie-
rend. Daraus ergibt sich die Verantwortung des Theaters, das Verständnis von Behinderung zu reflektieren und auf eine angemessene Art und
Weise darzustellen und damit zu beeinflussen. Dederich konstatiert, dass
eine Analyse und Kritik dieser Metaphern zur Reflexion und zum Abbau
alltäglicher sprachlicher Diskriminierung beitragen können und sollen
(vgl. Dederich 2007, 117).

3.2.2. Darstellungspraktische und besetzungspolitische Chan- cen und Risiken

Darstellungspraktische und besetzungspolitische Setzungen innerhalb
eines Inszenierungsprozesses haben ein politisches Moment, weil sich
durch diese Fragen nach Machtverhältnissen aufdrängen: (1) Wer besitzt
die Deutungshoheit, bestimmt also darüber, wie etwas dargestellt wird?
(2) Welche Geschichten werden erzählt? (3) Wer repräsentiert wen? (4)
Und wie wird etwas dargestellt? Schauspiel ist in den meisten Fällen Repräsentation und die Fragen nach der Machtverteilung können in jeder

Inszenierung und bei jeder Besetzung gestellt werden. Bei der Sichtbarkeit und Repräsentation von Behinderung und von Menschen mit Behinderung auf der Bühne sind diese Fragen von besonderer Bedeutung. Denn durch die Geschichte des diskriminierenden und stigmatisierenden gesellschaftlichen Umgangs mit Menschen mit Behinderung bis hin zum völligen Ausschluss sowie einer weiterhin bestehenden (teilweisen) Segregation in der Gesellschaft besteht die Gefahr, Machtverhältnisse und Stigmatisierungen auf der Bühne zu repräsentieren und zu reproduzieren (vgl. Kasch 2018).

Geschichten und Deutungshoheit

Die Fragen danach, welche Geschichten auf der Theaterbühne erzählt werden und wer darüber bestimmt, wie etwas dargestellt wird, deuten auf eine Leerstelle hin. Es gibt in Deutschland zu wenig Theatermachende mit Behinderung, die darüber entscheiden, was und wie etwas auf der Bühne dargestellt wird (vgl. Kasch 2018 & Brettschneider 2018, 53)[8]. Wer eine Geschichte erzählt (Autor*in), ein Theaterstück inszeniert (Regisseur*in) oder über den Spielplan entscheidet (Dramaturg*in, Intendant*in)[9], bestimmt darüber, was und wie etwas dargestellt wird (vgl. Kasch 2018). Es sind hauptsächlich Menschen ohne Behinderung, deren Geschichten und Theaterstücke inszeniert werden und die in diesen Entscheidungs- und Gestaltungspositionen sind und damit die Deutungshoheit haben (vgl. Kasch 2018). Weil Theaterschaffende Teil der Gesellschaft sind, in der Ausschlussmechanismen, Stigmatisierungen und Vorurteile gegenüber Menschen mit Behinderung existieren, besteht die Gefahr, dass bei fehlendem Reflexionsprozess solche auf der Theaterbühne fortgesetzt und reproduziert werden (vgl. Brettschneider 2018, 50), was eine gleichberechtigte

---

8   Brettschneider diskutiert die Bedeutung von Behinderung in Film und Fernsehen. Seine Überlegungen sollen hier auf das Theater übertragen werden, weil das Theater, wie Film und Fernsehen, ein Ort der Auseinandersetzung über die Gesellschaft, in der und für die es gemacht wird, ist (vgl. Schipper 2012, 10 f.).

9   Es ist hier nicht notwendig, auf die unterschiedlichen Aufgabenbereiche einzugehen. Vielmehr ist die Notwendigkeit einer diversen Besetzung auf allen Ebenen hervorzuheben, vor allem solcher, die Inszenierungs- und Verwaltungsprozesse (Stellenbesetzung und Entscheidungen über Mittelvergabe am Theaterhaus) gestalten sowie die künstlerische Ausrichtung des Theaters bestimmen.

Darstellung unmöglich macht und damit einstellungsbedingte Barrieren darstellt.

Von Menschen mit Behinderung geschriebene Theaterstücke oder Geschichten zu inszenieren und sie an Inszenierungsprozessen zu beteiligen ist im Sinne von inklusionsorientierter Theaterarbeit deshalb zentral, weil zum einen Menschen mit Behinderung auf allen Ebenen des Theaters im Sinne von Partizipationsgerechtigkeit die Möglichkeit zur Partizipation haben müssen. Zum anderen besteht die Notwendigkeit, Perspektiven von Menschen mit Behinderung und damit einen realistischen Blick auf Behinderung abzubilden. Das Fehlen der Perspektiven von Menschen mit Behinderung in den Theaterstücken sowie in der Darstellung auf der Bühne, ist vor dem Hintergrund der in Kapitel 3.2.1. erörterten Geschichte und Praktiken der Benutzung von Behinderung im Theater problematisch, weil diese Praktiken den Blick auf Menschen mit Behinderung prägen, nicht aber ihren Blick auf die Welt abbilden. Das bezieht sich nicht nur auf Theaterstücke, in denen Behinderung thematisiert wird, sondern auf alle Inszenierungen, weil Menschen mit Behinderung nicht nur behinderungsbezogene Themen betreffen und sie nicht darauf reduziert werden dürfen (vgl. Netzwerk Artikel 3 e. V. 2018, 15 f.).

Darüber hinaus bedarf Inklusion der Beschäftigung aller Menschen mit dem Thema Behinderung und der Reflexion darüber, welche Rolle Behinderung in der Gesellschaft – und auch auf der Theaterbühne – spielt und spielen soll (vgl. Brettschneider 2018, 50). Das Theater bietet die Möglichkeit der inhaltlichen Auseinandersetzung mit den Themen Behinderung und Inklusion. Dabei kann und soll bei inklusionsorientierter Theaterarbeit eine Auseinandersetzung und Reflexion darüber stattfinden, wie gesellschaftliche Strukturen uns und unsere Vorstellungen von Behinderung prägen (vgl. Schulte 2012, 133). Im Sinne einer kulturwissenschaftlichen Perspektive kann Behinderung als Analyseaspekt für ebensolche Betrachtungen der Gesellschaft fungieren. Es sollen im Theater Fragen diskutiert werden, wie Vorstellungen von Körper und Konstruktionen von normal und abweichend – und demnach Behinderung als Abweichung einer vermeintlichen Normalität – produziert werden (vgl. Waldschmidt 2005, 24 ff.). Das Theater als „Spiegel der gesellschaftlichen Debatte" (Bentele

2015, 16) soll im Sinne von Artikel 8 der UN-BRK ein Verhandlungsraum sein, in dem sowohl diese Fragen als auch Perspektiven und Theaterstücke von Menschen mit Behinderung verhandelt werden.

Repräsentation

Bei der Besetzung von Rollen mit Behinderung greifen Theatermacher*innen immer wieder auf das sogenannte *cripping up* zurück. Dies bezeichnet die Praktik, dass Schauspieler*innen ohne Behinderung Rollen mit Behinderung spielen. Wie bereits erwähnt basiert die traditionelle Rollenarbeit darauf, dass Schauspieler*innen Rollen spielen, die nicht zwangsläufig ihre Lebensrealität abbilden. Die historisch begründete Gefahr der Reproduktion von Stigmatisierungen macht jedoch die Debatte über die Besetzung von Rollen mit Behinderung notwendig. Das Ziel der gleichberechtigten Partizipation im Sinne von inklusionsorientierter Theaterarbeit kann in diesem Kontext so beschrieben werden: Alle Schauspieler*innen können für alle Rollen besetzt werden (vgl. Brettschneider 2018, 49). Bruce Henderson schlägt die Beurteilung über die Authentizität des Schauspielens über die Handfertigkeit der*des Schauspielenden vor und nicht über die Biografie oder Biologie eben jener*jenes (vgl. Henderson 2012, 77). Für eine authentische Darstellung von Behinderung sei nicht die bloße Körperlichkeit entscheidend, sondern vielmehr das Verständnis für diese Körperlichkeit oder für eine bestimmte Rolle (vgl. ebd., 78). Dem daraus resultierenden Ziel, mehr Möglichkeiten für alle Schauspieler*innen zu eröffnen, alle Rollen zu spielen, ist im Sinne von inklusionsorientierter Theaterarbeit zuzustimmen. Zudem würde Behinderung als Differenzkategorie insofern überwunden werden, als sie nicht ausschlaggebend für die Partizipation einer Person wäre. Aber dieses Ideal beschreibt nicht die Realität, denn es existiert ein einseitiger Ausschluss: Wenn Schauspieler*innen mit Behinderung überhaupt auf der Bühne sichtbar sind, spielen sie Rollen mit Behinderung (vgl. Kasch 2018)[10]. Wenn ihnen auch diese Rollen verwehrt bleiben, stellt *cripping up* eine Zugangsbarriere dar. Damit Schau-

---

10 Wenige Ausnahmen wie Samuel Koch oder Erwin Aljukic sind Positivbeispiele, die aber den strukturellen Ausschluss von Menschen mit Behinderung nicht ausgleichen (vgl. Kasch 2018).

spieler*innen mit Behinderung überhaupt auf der Theaterbühne sichtbar sind und sukzessive als Schauspieler*innen anerkannt werden, kann die Besetzung von Rollen mit Behinderung ein erster Schritt sein – mit dem Bewusstsein, dass das nicht das endgültige Ziel sein darf, weil die Reduktion auf Rollen mit Behinderung gleichberechtigte Partizipation verhindert. In einem inklusiven (hier explizit in Abgrenzung zu inklusionsorientierten) Theaterbetrieb wäre *cripping up* keine problematische Besetzungspolitik, sondern ein gängiges Besetzungsverfahren, das vielmehr gleichberechtige Partizipation ausdrücken würde.

Cripping up stellt zudem eine einstellungsbedingte Barriere dar, denn in diesem Themenkomplex spielt die Akzeptanz des Publikums, die aus wirtschaftlichen Gründen entscheidend für ein Theaterhaus ist, eine bedeutsame Rolle (vgl. Gerland 2016b, 65 f.). Ein Kreislauf wird deutlich: Die Besetzungspolitik wird bestimmt durch die Sehgewohnheit des Publikums, reproduziert und verfestigt aber wiederum eben diese Sehgewohnheit. Wenn Schauspieler*innen mit Behinderung nicht auf der Bühne sichtbar sind, verhindert das die Auseinandersetzung des Publikums mit einer neuen und veränderten Sehgewohnheit (vgl. ebd.). Wenn die Sehgewohnheit des Publikums also die Besetzungspolitik eines Theaterhauses so beeinflusst, dass letztere eine Barriere für Schauspieler*innen mit Behinderung darstellt, ist zu fragen, wie die Sehgewohnheit des Publikums verändert werden kann. Denn wie auch Behinderung als Abweichung einer Körpernorm eine kulturelle und historische Kategorie ist, ist die in unserer Gesellschaft bestehende schauspielerische Körpernorm ebenfalls eine kulturgeschichtliche Setzung und somit wandelbar (vgl. Kasch 2018 & Waldschmidt 2005, 24 ff.).

Hier hilft ein Blick in die Geschichte und auf andere gesellschaftlich ausgegrenzte Gruppen, der zeigt, dass eine historische Kontinuität des Ausschlusses von spezifischen Personengruppen als Darstellende auf der Bühne und im Film existiert: Der Ausschluss von Frauen aus dem Theater zu Zeiten Shakespeares und im Elisabethanischen Theater, die Ausgrenzung von afroamerikanischen Darsteller*innen durch die Praxis des

Blackfacing[11], sowie die Fixierung von Schauspieler*innen mit Migrationshintergrund auf Rollen von Migrant*innen (vgl. Keuchel 2018, 26f. & Bruck 2016). Aus diesen Erfahrungen, die teilweise überwunden wurden, können Überwindungsstrategien für den systematischen Ausschluss von Schauspieler*innen mit Behinderung abgeleitet werden. Zum einen hat sich gezeigt, dass ein wichtiger Schritt eine empirische Bestandsaufnahme des Status Quo ist, um einstellungsbedingte Barrieren offenzulegen, Ursachen für eben solche zu identifizieren und daraus politische Forderungen zu stellen (vgl. Keuchel 2018, 29 f.). Zum anderen haben Veränderungen der Theaterpraxis und -theorie in der Geschichte zu veränderten Besetzungspraktiken geführt. So hat zum Beispiel das von Erwin Piscator und Bertolt Brecht in den 1920er Jahren geprägte Epische Theater eine gängige Praxis des *Als-Ob-Theaters* (vgl. Radtke 2016) infrage gestellt (vgl. Primavesi 2014, 96). Des Weiteren hat das deutsche Regietheater auf eine größere Individualität in der Darstellungsweise geachtet (vgl. Schulte 2012, 131). Das am dramatischen Rollenspiel orientierte schauspielerische Körperideal und die daraus resultierende Sehgewohnheit des Publikums kann durch veränderte Inszenierungsweisen in seiner starren Setzung überwunden oder mindestens beeinflusst werden (vgl. ebd.). Der Blick in die Geschichte und auf andere in der Gesellschaft diskriminierte Gruppen zeigt: Die Wahrnehmung ist wandelbar (vgl. Kasch 2018). Zudem sollen durch eine veränderte Repräsentationspraxis gängige Repräsentationsstrukturen befragt und Interesse für andere Darstellungsformen geweckt werden (vgl. Schulte 2012, 133). Bertolt Brecht schreibt über Rollenbesetzung:

„Man besetzt die Rollen falsch und gedankenlos. Als ob alle Köche dick, alle Bauern ohne Nerven, alle Staatsmänner stattlich wären. Als ob alle, die lieben, und alle, die geliebt werden, schön wären! Als ob alle guten Redner eine schöne Stimme hätten! [...] Ganz albern ist es, Rollen nach körperlichen Merkmalen zu besetzen" (Brecht 1993, 264).

---

11 Blackfacing bezeichnet die Praktik weiße Schauspieler*innen schwarz anzumalen, um Rollen of Colour / Schwarze Rollen zu verkörpern. Diese Praxis ist als diskriminierend und rassistisch angeprangert worden, bevor sie größtenteils überwunden worden ist (vgl. u. a. Kasch 2018 & O'Reilly 2011).

Schauspieler*innen mit Behinderung haben zudem Vorbildcharakter und stellen Identifikationsfiguren dar, über die Kinder und Jugendliche mit Behinderung überhaupt diesen Beruf als Möglichkeit für sich in Erwägung ziehen können. Des Weiteren kann die Zusammenarbeit von Menschen mit und Menschen ohne Behinderung die durch fehlenden Kontakt in der Gesellschaft bestehenden Vorurteile und Ängste bezüglich der Zusammenarbeit mit Menschen mit Behinderung überwinden. Durch die Zusammenarbeit wird ein realistisches Bild der Fähigkeiten von Menschen mit Behinderung gezeichnet sowie Möglichkeiten der Kooperation kennen gelernt (vgl. Diehl 2017, 133).

Zusammenfassend lässt sich bezüglich besetzungspolitischer Entscheidungen festhalten, dass, solange Differenzen zwischen der quantitativen Sichtbarkeit von Schauspieler*innen mit und Schauspieler*innen ohne Behinderung bestehen und erstere fast ausschließlich für Rollen mit Behinderung besetzt werden, darüber gesprochen werden muss, wem wie viel Sichtbarkeit auf der Theaterbühne zugesprochen wird und wer wen repräsentiert. Die Forderung der Abschaffung des *cripping up* deutet auf systematische Ausschlussmechanismen im System Theater hin (vgl. Kasch 2018). Diese Forderung soll nicht das endgültige Ziel inklusionsorientierter Theaterarbeit darstellen, vielmehr soll sich die Frage nach Besetzungsmöglichkeiten und moralischen Hindernissen nicht mehr stellen. Die Forderung der Abschaffung bezeichnet aber als Überwindung von Zugangsbarrieren einen Zwischenschritt auf dem Weg zu inklusionsorientierter Theaterarbeit (vgl. ebd.). Insgesamt braucht es einen gesellschaftlichen Wahrnehmungs- und Bewusstseinswandel bezüglich Behinderung (vgl. Radtke 2012). Das Theater ist hier ein geeignetes Medium und steht als „Ort des Hinschauens" (ebd.) in der Verantwortung, diesen Bewusstseinswandel im Sinne von Artikel 8 der UN-BRK zu unterstützen. Das Ziel darf allerdings nicht ausschließlich die quantitative Erhöhung der Sichtbarkeit von Menschen mit Behinderung auf der Theaterbühne sein. Denn wenn die Art der Darstellung nicht reflektiert wird, besteht die Gefahr der Reproduktion von Stigmatisierungen und Bestätigung von Vorurteilen (vgl. Hahn; Radtke 2006). Deshalb sollen im Folgenden darstellungspraktische Chancen und Risiken im Sinne von inklusionsorientierter Theaterarbeit diskutiert werden.

Darstellungspraxis

Die Wahrnehmung einer*eines Schauspielenden als behindert führt dazu, dass sie*er als Repräsentant*in einer Bevölkerungsgruppe wahrgenommen werden kann (vgl. Radtke 2012). Im Sinne von inklusionsorientierter Theaterarbeit muss diese Homogenisierung überwunden werden. Das kann durch die Darstellungspraxis in Theaterinszenierungen unterstützt werden. Solange diese Homogenisierung stattfindet und Schauspieler*innen mit Behinderung einer gesellschaftlichen Personengruppe zugeordnet werden, muss die Darstellung von Behinderung unbedingt die Reproduktion von Klischees und Vorurteilen vermeiden (vgl. ebd.) und im Gegenteil dazu angemessen sein (vgl. Netzwerk Artikel 3 e. V. 2018, 15 f.).

Übertragen auf Artikel 8 der UN-BRK bedeutet eine angemessene Darstellung, dass die Lebens- und Erfahrungsrealitäten sowie Fähigkeiten von Menschen mit Behinderung realistisch und in ihrer Vielfalt dargestellt werden (vgl. Brettschneider 2018, 50). Behinderung soll als ein Merkmal eines Menschen von vielen dargestellt und eine Rolle nicht auf ihre Behinderung reduziert werden (vgl. Kasch 2018). Zudem darf Behinderung weder als Stilmittel benutzt werden, noch eine stereotype oder ausschließlich negative Darstellung von Behinderung (re)produzieren. Die Schauspielerin Lucy Wilke beschreibt diese Forderung so:

„Ich leide wesentlich mehr unter Liebeskummer oder anderen Dingen als unter meiner Behinderung. So würde ich das gerne auch in Filmen und Theaterstücken dargestellt sehen. Es wäre toll, mehr Figuren zu sehen, die eben einfach eine Behinderung haben, bei denen sich aber nicht alles nur um die Behinderung dreht. Ich wünsche mir Geschichten, in denen jemand einfach behindert ist und es ist okay so" (Wolf 2020).

Veränderungen in der Darstellungspraxis können Scheingewissheiten über Darstellungspraktiken infrage stellen (vgl. Schulte 2012, 134). Dabei

entsteht die Frage, wie dabei vorgegangen werden soll. Die ausdrück-
liche Hervorhebung und Darstellung von (Menschen mit) Behinderung
beinhaltet die Gefahr, dass die Binarität von Normalität und Abweichung
reproduziert wird (vgl. ebd., 133). Hier muss auf eine sensible, inklusionsorientierte Darstellungspraxis geachtet werden, die Behinderung jenseits
von Sensationen und metaphorischer Bedeutungsaufladung abbildet.

Der Verantwortungsbereich der Gestaltung der Darstellung von Behinderung auf der Theaterbühne, sowie besetzungspolitische Maßnahmen
liegen zum Großteil bei den Theaterhäusern (vgl. Schulte 2012, 134). Aus
den theoretischen Überlegungen zu inklusionsorientierter Theaterarbeit
sollen abschließend praktische Handlungsempfehlungen für etablierte
Theaterhäuser in Form eines 10-Punkte-Plans erarbeitet werden.

4. *Handlungsempfehlungen für etablierte Theaterhäuser*

Inklusionsorientierung als Einbezug aller Menschen mit ihren individuellen Bedürfnissen und Voraussetzungen muss unter Berücksichtigung der Relationalität von Barrieren ein ständiger Prüfprozess sein, der nie abgeschlossen sein kann, weil immer wieder neue Barrieren auftauchen werden (vgl. Keuchel 2017, 27). Im Folgenden sollen allgemeine Maßnahmen zur Umsetzung inklusionsorientierter Theaterarbeit vorgeschlagen werden, die auf die jeweilige Situation und Struktur eines Theaterhauses sowie die Voraussetzungen aller beteiligten Personen bezogen modifiziert werden müssen (vgl. Diehl 2017, 134). Es wird der Versuch gemacht, die Maßnahmen in einer zeitlich sinnvollen Reihenfolge aufzulisten, wobei die teilweise Abhängigkeit der Maßnahmen voneinander eine allgemein gültige Chronologie verhindert. Der 10-Punkte-Plan erhebt keinen Anspruch auf Vollständigkeit, sondern soll vielmehr aus der Theorie abgeleitete Handlungsempfehlungen geben, die in einem praktischen Realisierungsprozess angepasst werden können und sollen. In einem neuen Handlungsfeld, in dem sich Inklusionsorientierung in der Kultur befindet, müssen die vorgestellten Maßnahmen ausprobiert, evaluiert und modifiziert werden. Internetadressen und -links zu den im Folgenden erwähnten Institutionen, Vereinen, Angeboten, etc. können dem Anhang entnommen werden (Hilfreiche Internetadressen).

(1) Inklusionsbeauftragte*n einstellen

Für die inklusionsorientierte Öffnung des Kultursektors wird, orientiert an dem Creative Case for Diversity in Großbritannien, auch in Deutschland die Einrichtung einer „Servicestelle" (EUCREA 2018, 9) für den Bereich Kultur und Inklusion gefordert, um Erfahrungen und Wissen zu bündeln und Akteur*innen (Künstler*innen mit Behinderung, Kulturinstitutionen, Politik, Verwaltung) miteinander zu vernetzen und zu koordinieren (vgl. ebd. 9 & 14). Auch auf Theaterhäuser übertragen ist die Einrichtung einer solchen Stelle sinnvoll, um die verschiedenen Handlungsmaßnahmen zu ermitteln und zu koordinieren. Weil es sich um einen kontinuierlichen Prozess handelt und Handlungsmaßnahmen in allen Bereichen des Theaters notwendig sind, ist eine eigene Stelle sinnvoll, die sich ausschließlich mit Inklusionsorientierung beschäftigt (vgl. Abbas o. D.). Im Sinne von Inklusion ist das Ziel, dass eine solche Stelle überflüssig wird. Inklusionsorientierung als schrittweiser Prozess braucht aber Kapazitäten, mit denen Veränderungsprozesse angestoßen, bewirkt und koordiniert werden können. Die finanziellen Mittel für die Stelle einer*eines Inklusionsbeauftragten können durch (temporäre) Projekte beantragt werden, zum Beispiel:

- bei der *Kulturstiftung des Bundes*
- durch Projektfinanzierung der *Aktion Mensch*

(2) Individuelle Bestandsaufnahme

Um konkrete Handlungsmaßnahmen für ein Theaterhaus ermitteln zu können, muss eine individuelle Bestandsaufnahme über die vorherrschenden Strukturen und Möglichkeiten gemacht werden, um Barrieren zu identifizieren und Handlungsmöglichkeiten zu erarbeiten. Dabei ist die Zusammenarbeit mit Menschen, die von Barrieren betroffen sind oder mit Betroffenenverbänden unabdingbar. Hier können zudem die Expertise und Erfahrungen von anderen Akteur*innen genutzt werden (vgl. Gerland 2016b, 67). Folgende Institutionen bieten Angebote dafür:

- Das Berliner Projektbüro *Diversity Arts Culture* begleitet und berät Kulturinstitutionen bei ihrem diversitätsorientierten – und damit auch inklusionsorientierten – Veränderungsprozess.
- Der *EUCREA Verband Kunst und Behinderung e. V.* bietet Beratungen, Workshops und Vorträge zu Diversitätsentwicklung und Barriereabbau an.
- *Berlinklusion* bietet Evaluierungen und Ratschläge an, zum Beispiel in Form von Aktionsplänen für Menschen mit Behinderung.

(3) Sensibilisierung aller Mitarbeitenden am Theaterhaus

Um über vorhandene Stigmatisierungs- und Ausgrenzungsmechanismen im konkreten Theaterhaus aufzuklären, sie sichtbar zu machen und daraus ableitend Möglichkeiten zu ihrer Überwindung und zur Etablierung inklusionsorientierter Theaterarbeit aufzuzeigen, soll das gesamte Personal am Theaterhaus sensibilisiert und geschult werden. Das soll zusätzlich Berührungsängste von Mitarbeiter*innen und Schauspieler*innen mit Behinderung abbauen. Mögliche Weiterbildungen und Workshops können bei diesen Organisationen angefragt werden:

- *Berlinklusion* bietet Schulungsworkshops für Mitarbeitende an.
- Die *Servicestelle Inklusion im Kulturbereich* bietet Sensibilisierungsworkshops an, in denen sich zum Beispiel mit den eigenen Unsicherheiten in Bezug auf Behinderung auseinandergesetzt wird.
- *Diversity Arts Culture* bietet Workshops für Kulturinstitutionen und Mitarbeitende an, um diskriminierungskritische Kompetenzen zu fördern und für die eigenen Privilegien zu sensibilisieren, um so an einem diversitätsorientierten Strukturwandel im Kulturbetrieb mitwirken zu können. Darüber hinaus stellt *Diversity Arts Culture* online einen Arbeitskoffer für das Selbststudium zu Themen bezüglich Antidiskriminierung zur Verfügung.

Die praktische Überwindung von Vorurteilen und die Entwicklung eines realistischen Bildes der Beschaffenheit von der Zusammenarbeit mit Menschen mit Behinderung kann gänzlich erst durch die tatsächliche Zusammenarbeit überwunden werden (vgl. Diehl 2017, 132 ff.). Erfahrungen von inklusionsorientierten Projekten, in denen Menschen mit Behinderung in etablierten Einrichtungen mitgewirkt haben und das Engagement von zwei Schauspieler*innen mit Behinderung am Staatstheater Darmstadt zeigen, dass Ängste vor neuen und unbekannten Situationen durch den direkten Kontakt überwunden wurden (vgl. Häusler 2017, 31 & Diehl 2017, 134 ff.). Praktische Erfahrungen haben hier Vorurteile und Berührungsängste abgebaut und neue gedankliche Spielräume eröffnet (vgl.

Diehl 2017, 134 ff.). Bei den ersten Erfahrungen in der Zusammenarbeit mit Menschen mit Behinderung muss das Theaterhaus mehr Zeit für Kommunikation und die Reflexion des Arbeitsprozesses zur Verfügung stellen, um Veränderungsbedürfnisse innerhalb des Prozesses zu identifizieren und Arbeitspläne an die individuellen Bedürfnisse anzupassen (vgl. ebd., 135). Erfahrungen zeigen, dass der zusätzliche Arbeitsaufwand verringert wird, sobald die Kooperation zur Gewohnheit wird (vgl. ebd., 134 ff.).

(4) Personal diverser besetzen

Auf allen Ebenen des Theaters müssen Menschen mit Behinderung einbezogen werden. Im Kontext dieses Beitrags ist vor allem der Einbezug in Inszenierungsprozesse sowie auf Verwaltungsebene und in Machtpositionen notwendig. Machtpositionen meint sowohl solche Positionen, die über die Vergabe von Stellen und von finanziellen Mitteln entscheiden, als auch über die künstlerische Ausrichtung des Theaters. Für die Besetzung von Stellen mit Menschen mit Behinderung braucht es barrierearme Stellenausschreibungen und Informationen über das Theaterhaus (z. B. in Leichter Sprache, barrierearme pdf-Formate, etc.) und die Verbreitung dieser Informationen über verschiedene Kanäle, die auch von Menschen mit Behinderung genutzt werden (vgl. Keuchel 2017, 29). Informationen zu barrierearmer Kommunikation stellen Betroffenenverbände zur Verfügung:

- Das *Büro für Leichte Sprache* bietet Übersetzungen, das Prüfen von Texten auf die Standards der Leichten Sprache sowie Trainings in Leichter Sprache an.
- Der *Deutsche Blinden- und Sehbehindertenverband e. V.* hat eine Broschüre für barrierefreies Kommunikationsdesign für Menschen mit und ohne Sehbehinderung herausgegeben.
- Der *Landesverband der Gehörlosen* Baden-Württemberg hat einen Leitfaden zur barrierefreien Kommunikation im kulturellen Bereich erstellt.
- Die Initiative #barrierefreiPosten stellt allgemeine Empfehlungen für barrierearme Kommunikation in Sozialen Medien zur Verfügung.

Eventuell anfallende Kosten können durch Förderanträge gedeckt werden, z. B.:

- Förderprogramm Barrierefreiheit der *Aktion Mensch*

Darüber hinaus muss das Theaterhaus seinen Mitarbeitenden entsprechend ihrer Voraussetzungen angemessene Arbeits- und Entlohnungsbedingungen schaffen. Bei Menschen mit Behinderung erfordert das unter anderem die Offenheit für flexible Arbeitsmethoden sowie die Bereitstellung von eventuell benötigtem Unterstützungsbedarf (z. B. Assistenzkräfte, Gebärdensprachdolmetscher*innen, etc.). Die Kosten dafür können durch Sozialleistungen, wie das Persönliche Budget, beantragt werden (vgl. BMAS 2020) und fallen nicht auf das Theater zurück (vgl. EUCREA 2017, 38). Die Beantragung kann durch die*den Schauspieler*in selbst erfolgen, ein*e Inklusionsbeauftragte*r des Theaters kann hier unterstützen.

(5) Bauliche Barrierereduzierung

Der Zugang zum Theater muss barrierearm gestaltet werden, damit Menschen mit Behinderung – als Schauspieler*in, sonstige*r Mitarbeiter*in oder Besucher*in – das Theater erreichen sowie dessen Angebot wahrnehmen können. Zugang umfasst hier den baulichen und inhaltlichen Zugang.

Barrieren sollen in Kooperation mit von Barrieren betroffenen Menschen und deren Verbänden identifiziert werden. Dafür können Befragungen durchgeführt oder Stammtische angeboten werden, bei denen über Barrieren und Barrierereduzierung diskutiert wird. Zudem können Leitfäden Hilfestellung leisten:

- Das ‚Handbuch zur Planung und Umsetzung von Barrierefreiheit in Jugend- und Kultureinrichtungen' der *Servicestelle Inklusion im Kulturbereich* bietet einen Überblick über Barrierereduzierung für Menschen mit verschiedenen Voraussetzungen.

Für die Umsetzung von Maßnahmen zur Barrierereduzierung können Investitionsförderungen von von Stiftungen, Mittel der EU, des Bundes, des jeweiligen Bundeslandes oder der zuständigen Städte oder Kommunen beantragt werden:

- Förderprogramme der Aktion Mensch
- *Online-Stiftungssuche des Bundesverbandes der deutschen Stiftungen*

(6) Inhaltliche Barrierereduzierung

Sowohl für Mitarbeitende mit Behinderung als auch für das Publikum müssen die Inhalte barrierearm gestaltet werden, um ein diverses Publikum zu generieren und somit Kontakt mit dem Theater zu ermöglichen. Die Inhalte eines Theaters umfassen Informations- und Werbematerial und die Theateraufführungen. Informationen und praktische Handlungsanweisungen für die Erstellung von barrierearmen Informations- und Werbematerialien bieten Fach- und Betroffenenverbände:

- Das *Büro für Leichte Sprache*
- Der *Deutsche Blinden- und Sehbehindertenverband e. V.*
- Der *Landesverband der Gehörlosen Baden-Württemberg*
- Die Initiative *#barrierefreiPosten*

Um Theateraufführungen barrierearm zu gestalten, sollen unterschiedliche Unterstützungsmöglichkeiten angeboten werden. Es bedarf der Entwicklung weiterer barrierearmer Konzepte. Bislang werden folgende in der Praxis angewendet:

- Relaxed Performances bauen durch eine entspannte Theater- und Aufführungsatmosphäre sowie den Verzicht auf laute Geräusche und grelle Lichter auf der Bühne Barrieren ab[12].
- Mittels Live-Audiodeskription wird eine Theatervorstellung für blinde und sehbeeinträchtigte Menschen zugänglich. Firmen wie *audioskript*

---

12 Weiterführend dazu: Bergmann in diesem Band.

übernehmen in Zusammenarbeit mit dem Theater die Projektplanung und Umsetzung der Live-Audiodeskription. Auf der Homepage des *Schauspiel Leipzig* wird die Umsetzung der Audiodeskription beispielhaft beschrieben.

- Der Einsatz von Übertiteln und Induktionsschleifen während einer Theateraufführung kann Barrieren für taube beziehungsweise schwerhörige Menschen eliminieren. Die Übertitel können rein technisch über der Bühne gezeigt oder von vornherein als theatrales Element in die Inszenierung eingebaut werden (vgl. Mälzer 2018).
- Der Einsatz von Gebärdensprachdolmetscher*innen kann eine Theateraufführung zugänglich für taube Menschen machen. Der Leitfaden zur barrierearmen Kommunikation im kulturellen Bereich kann auch hier Hilfestellungen zur Umsetzung geben.

Nicht alle Aufführungen eines Theaterhauses müssen barrierearm sein. Aufgrund der Relationalität von Barrieren ist es ohnehin nicht möglich, alle Aufführungen allen Menschen zugänglich zu machen. Im Sinne von inklusionsorientierter Theaterarbeit sollen aber im Spielplan verschiedene Angebote vorhanden sein.

(7) Inklusionsorientierte theaterpädagogische Angebote schaffen

Um den (Erst-)Kontakt von Menschen mit Behinderung mit dem Theater zu ermöglichen und Interesse am Theaterspielen, sowie Kompetenzen entwickeln und fördern zu können, soll das theaterpädagogische Angebot des Theaterhauses inklusionsorientiert gestaltet werden. Das bedeutet, dass es sich an eine diverse Zielgruppe richtet und auf die individuellen Bedürfnisse und Voraussetzungen der Teilnehmenden eingeht. Zudem sollen Hilfestellungen zur Teilnahme an den Angeboten zur Verfügung gestellt werden. Zur Umsetzung von inklusionsorientierter Theaterarbeit soll das pädagogische Personal durch Schulungen oder Weiterbildungen für heterogene Zielgruppen ausgebildet werden. Mögliche Ansprechpartner*innen:

- Die *Servicestelle Inklusion im Kulturbereich* bietet zahlreiche Workshops an, unter anderem ‚Inklusive Kulturarbeit – Tanz und Theater mit DarstellerInnen mit Behinderung'.
- Der *Bundesverband Theaterpädagogik e. V.* bietet noch keine Weiterbildungen im Feld von Theater und Inklusionsorientierung an, beschäftigt sich aber in Kooperationen und Fachtagungen theoretisch mit diesbezüglichen Fragestellungen.

Die theaterpädagogischen Angebote sollen als zugänglich für Menschen mit unterschiedlichen Bedürfnissen kommuniziert werden. Dabei soll eine Diskriminierung durch besondere Hervorhebung von Menschen mit Behinderung als Zielgruppe vermieden werden. Möglich ist hier zum Beispiel der Hinweis darauf, dass Unterstützung (z. B. Gebärdensprachdolmetscher*innen) auf Anfrage zur Verfügung gestellt werden kann. Das vermeidet eine eventuelle Diskriminierung von Menschen mit Behinderung durch ihre explizite Benennung. Menschen mit Behinderung sollen wie selbstverständlich von allen Angeboten angesprochen werden. Solange das noch nicht die Realität ist, braucht es eine diskriminierungsfreie, aber explizite Einladung (vgl. Keuchel 2017, 29). Die Informationen über diese Angebote sollen ebenfalls über Kanäle verbreitet werden, die Menschen mit Behinderung zugänglich sind und von ihnen benutzt werden.

(8) Besetzungspolitik reflektieren

Ausgehend von den in Kapitel 3.2.1. angestellten Überlegungen zu besetzungspolitischen Entscheidungen sollen alle am Inszenierungsprozess beteiligten Personen die Besetzungspolitik des Theaterhauses reflektieren und diskutieren. Wenn keine Schauspieler*innen mit Behinderung im Ensemble des Theaters angestellt sind, sollen mindestens bei solchen Theaterstücken, die Rollen mit Behinderung beinhalten, Gastspieler*innen engagiert werden. Aber auch in anderen Produktionen sollen Schauspieler*innen mit Behinderung besetzt werden. Langfristig sollen Schauspieler*innen mit Behinderung Teil des festen Ensembles werden. Im Sinne von inklusionsorientierter Theaterarbeit soll dabei die*der Künstler*in und ihre*seine schauspielerischen Fähigkeiten und nicht eine Behinderung über eine Festanstellung entscheiden (vgl. Keuchel 2018, 27 f.). Weil Schauspieler*innen mit Behinderung aber systematisch von den Bühnen der etablierten Theaterhäuser ausgegrenzt werden, soll explizit nach angemessen qualifizierten Schauspieler*innen mit Behinderung gesucht werden, damit ihnen überhaupt Sichtbarkeit ermöglicht und die Sehgewohnheit des Publikums sukzessive verändert wird.

(9) Inklusionsorientierte Darstellungspraxis etablieren

Durch die Sensibilisierung des Personals – also auch der am Inszenierungsprozess beteiligten Akteur*innen wie Regisseur*innen, Dramaturg*innen, Intendant*innen – soll die Darstellungspraxis von (Menschen mit) Behinderung reflektiert und eine inklusionsorientierte Darstellungspraxis etabliert werden. Neben der Reflexion der praktischen Darstellungsweise von (Rollen mit) Behinderung, können zudem unterschiedliche Theater- und Inszenierungsformen veränderte Darstellungspraktiken bewirken. Zum Beispiel bieten postdramatische Verfahren – im Gegensatz zu am dramatischen Rollenspiel orientierte Verfahren – Möglichkeiten, nach anderen Kommunikations-, Ausdrucks- und Bewegungsformen zu suchen. Indem sich solche Inszenierungsverfahren nicht mehr vordergründig an Dramenliteratur und ihren Rollenfiguren als Grundlage orientieren, kann ein neuer Umgang mit Körper, Raum und Zeit erkundet werden (vgl. Weiler 2014).

(10) Vernetzung mit anderen Akteur*innen

Um Erfahrungen, Ideen und Handlungsmöglichkeiten auszutauschen und von- sowie miteinander zu lernen, sollte sich das Theaterhaus mit anderen Akteur*innen in dem Bereich inklusionsorientierter Theaterarbeit vernetzen. Es gibt die Möglichkeit, sich bestehenden Netzwerken, Gruppen und Stammtischen anzuschließen:

- Das *Netzwerk Kultur und Inklusion* veranstaltet als Dialog- und Fachforum Netzwerktreffen und stellt Informationsmaterialien zu Themen rund um Inklusion und Partizipation in künstlerischen und kulturellen Feldern zur Verfügung.
- Der *EUCREA Verband Kunst und Behinderung e. V.* ist mit der Entwicklung von Modellprojekten, Fachtagungen, Veröffentlichungen, Beratungen, Workshops und Vorträgen eine Diskussions- und Kommunikationsplattform.
- Das *Inclusion Life Art Network (ILAN)* bietet eine Plattform zur Vernetzung und Zusammenarbeit von Künstler*innen mit und ohne Behinderung, Companies und Organisationen der Kunstwelt und bietet Informationen und Mentoringprogramme zur Realisierung und Finanzierung von Arbeitsmöglichkeiten für Künstler*innen mit Behinderung.

Das Theaterhaus kann darüber hinaus einen eigenen Stammtisch ins Leben rufen, bei dem interessierte und fachkundige Menschen in Austausch miteinander treten. Auf Grundlage dessen kann das Theaterhaus individuelle Barrieren eliminieren und auf bestehende Bedürfnisse eingehen.

5. *Fazit und Ausblick*

Das Ziel dieses Beitrags bestand darin, inklusionsorientierte Theaterarbeit zu definieren, zu diskutieren, wie die Sichtbarkeit von Menschen mit Behinderung auf der Theaterbühne in diesem Sinne gestaltet werden kann und konkrete Handlungsempfehlungen für etablierte Theaterhäuser zu erarbeiten. Als zentral stellten sich die quantitative Erhöhung der Sichtbarkeit von Menschen mit Behinderung auf der Theaterbühne und die Inszenierungspraxis dieser Sichtbarkeit heraus. Damit einher geht der Abbau verschiedener Barrieren. Umrahmt wird die Debatte von der zentralen Forderung nach kulturpolitisch angeregten Veränderungen.

Die in der Einleitung aufgeworfenen Fragen, wie die Sichtbarkeit von Menschen mit Behinderung geschaffen und wie diese gestaltet werden kann, damit sie das Ziel der Inklusionsorientierung verfolgt, lassen sich durch Handlungsmaßnahmen auf unterschiedlichen Ebenen beantworten. Erstens: Der Zugang zur Theaterbühne und damit die vermehrte Sichtbarkeit von Menschen mit Behinderung muss durch die Eliminierung von Zugangsbarrieren ermöglicht werden. Hier müssen vordergründig kulturpolitische Maßnahmen ergriffen werden. Zweitens: Die Gestaltung der Sichtbarkeit im Verständnis von Inklusionsorientierung umfasst die Überwindung von einstellungsbedingten Barrieren in der Inszenierungspraxis und von Machtverhältnissen am Theater. Konkrete Schritte zur Überwindung dieser Barrieren sind die realitätsgetreue Darstellung von Behinderung sowie die Abbildung von Lebensrealitäten von Menschen mit Behinderung in ihrer Vielfalt, die Etablierung ihrer Perspektiven und die Besetzung verschiedener Rollen mit Schauspieler*innen mit Behinderung, sowie deren Einbezug in Inszenierungsprozesse. Diese Maßnahmen können direkt durch die Theaterhäuser umgesetzt werden. Es ist aber die erwachsene Erkenntnis zu berücksichtigen, dass darüber hinaus das historisch entstandene, gesellschaftliche Verständnis von Behinderung inklusive einer schauspielerischen Körpernorm und Sehgewohnheit des Publikums Auswirkungen auf die Inszenierungspraxis am Theater hat und zu einstellungsbedingten Barrieren führen kann. Strategien zur Überwindung oder Verschiebung dieser Vorstellungen und Normen bedürfen in

Zukunft einer breiteren Debatte innerhalb der Theaterwissenschaften. Die Überlegungen diesbezüglich stehen hier noch am Anfang. Für eine weiterführende Diskussion und Analyse dessen können kulturwissenschaftliche Perspektiven auf Behinderung und die Disability Studies als interdisziplinäre Forschungsrichtung über Behinderung wichtige Beiträge leisten.

Obgleich Ausgangspunkt des vorliegenden Beitrags die Betrachtung von Inklusionsorientierung auf der Theaterbühne war, ist im Forschungsverlauf deutlich geworden, dass diese nur weiter gefasst betrachtet und umgesetzt werden kann. Die Erkenntnis ist, dass verschiedene Akteur*innen am Theater Einfluss auf das Dargestellte auf der Bühne haben und somit im Prozess der inklusionsorientierten Öffnung des Theaterhauses berücksichtigt werden müssen.

Weil die Praxis inklusionsorientierter Theaterarbeit noch am Anfang steht, braucht es dazu praktische Versuche, Evaluationen und Diskussionen, die Grundlage für die Erarbeitung und Modifizierung von Handlungsempfehlungen und Leitfäden sein sollen. Noch immer bewegen sich Praxisversuche innerhalb einer Nische, weshalb die Umsetzung von inklusionsorientierten Prozessen an etablierten Theaterhäusern notwendig ist. Hierfür eigenen sich die vorliegenden Handlungsempfehlungen, um Inklusionsorientierung in der Gesamtgesellschaft zu verankern.

Eine weitere Schwierigkeit, die weiterführend zu diskutieren sein wird, ist die Art und der Umfang von konkreten Maßnahmen zur Umsetzung von Inklusionsorientierung. Wenngleich zu Beginn dieses Textes betont wurde, dass das Ideal von Inklusion ein System ist, das Voraussetzungen für die Partizipation aller Menschen schafft und somit allgemeine, statt individuelle Maßnahmen gefordert wurden, haben sich aufgrund der Relationalität von Barrieren individuelle Überwindungsstrategien als notwendig erwiesen. Es bleibt zu fragen, bis zu welchem Ausmaß individuelle Maßnahmen ergriffen und an welchen Stellen strukturelle Veränderungen zum Abbau von Barrieren gefordert werden sollen.

Abschließend ist festzuhalten, dass die Theaterbühne der Problematik ausgesetzt ist, dass gegenwärtige gesellschaftliche Vorstellungen von Behinderung sowohl in Inszenierungsprozesse hineinwirken als auch innerhalb derer entstehen. Gleichzeitig ist das Theater als „Ort des Hinschauens" (Radtke 2012) wiederum mit der Verantwortung konfrontiert, in gesellschaftliche Bilder und Vorstellungen hinein zu wirken und in der Kulturpolitik, anderen Theaterhäusern und in der Gesellschaft Veränderungen zugunsten von Inklusionsorientierung anzuregen. Die vorliegenden Empfehlungen zeigen, dass Theaterhäuser hier Handlungsmöglichkeiten haben. Sie sollten solche Maßnahmen bereits umsetzen, die in ihrer Wirkmacht stehen, mit der realistischen Perspektive darauf, dass es Unterstützung der (Kultur-)Politik braucht. Im Sinne von Anne Waldschmidt sollen Theaterhäuser dies berücksichtigen:

„Aus Sicht des kulturellen Modells sind nicht nur die Politik, sondern auch Lebenswelt und Diskurs aufgefordert, den soziokulturellen Wandel zu bewirken, der notwendig ist, um Behinderung als stigmatisierte Lebenslage zu überwinden" (Waldschmidt 2005, 27).

Der Text trägt dazu bei, den Prozess der Inklusionsorientierung vonseiten etablierter Theaterhäuser zu begünstigen. Dabei erhebt er nicht den Anspruch, dass anhand der Handlungsempfehlungen dieser Prozess abgeschlossen werden kann. Zentrales Ergebnis ist, dass nicht nur das Engagement des einzelnen Theaterhauses wichtig für Inklusionsorientierung ist, sondern diese grundlegend von kulturpolitischen Maßnahmen abhängt. Insofern ergibt sich das weiterführende Forschungsinteresse, welche Maßnahmen in der Kulturpolitik ergriffen werden müssen, um diesen Prozess zu begünstigen. EEinzelne Akteur*innen schlagen hier die Übertragung der kulturpolitischen Strategie Großbritanniens, des Creative Case for Diversity, auf Deutschland vor: Denn der CCD sieht aufgrund der Verpflichtung von öffentlich geförderten Kulturinstitutionen zu inklusionsorientierten Maßnahmen eine strukturelle Verankerung inklusionsorientierter Kultur vor (vgl. u. a. EUCREA 2018, 13 ff. & Aikins; Gyamerah 2016). Es gilt, diese Debatte in weiteren Forschungsarbeiten zu vertiefen.

Literaturverzeichnis

Abbas, Jenin Elena (o. D.): Was Kultureinrichtungen in Deutschland für mehr Teilhabe tun können. Kultur für alle. https://www.goethe.de/ins/eg/de/kul/mag/21836066.html (Stand: 15.08.2020).

Aichele, Valentin (2015): Unabhängig und kritisch: die Monitoring-Stelle zur UN-BRK. In: Degener, Theresia; Diehl, Elke (Hrsg.): Handbuch Behindertenrechtskonvention. Teilhabe als Menschenrecht – Inklusion als gesellschaftliche Aufgabe. Bonn: Bundeszentrale für politische Bildung. S. 85–92.

Aikins, Joshua Kwesi; Gyamerah, Daniel (2016): Handlungsoptionen zur Diversifizierung des Berliner Kultursektors. Berlin: Citizens for Europe. http://www.kulturprojekte.berlin/fileadmin/user_upload/Presse/FINAL_mit_Grafik_auf_Doppelseite.pdf (Stand: 15.08.2020).

Arnade, Sigrid (2015): „Nichts über uns ohne uns!" – Die Zivilgesellschaft spricht mit. Staatliche Koordinierungsstelle und Parallelbericht. In: Degener, Theresia; Diehl, Elke (Hrsg.): Handbuch Behindertenrechtskonvention. Teilhabe als Menschenrecht – Inklusion als gesellschaftliche Aufgabe. Bonn: Bundeszentrale für politische Bildung. S. 93–101.

Bentele, Verena (2015): Vorwort. In: Degener, Theresia; Diehl, Elke (Hrsg.): Handbuch Behindertenrechtskonvention. Teilhabe als Menschenrecht – Inklusion als gesellschaftliche Aufgabe. Bonn: Bundeszentrale für politische Bildung. S. 15–17.

Boban, Ines; Hinz, Andreas (2009): Integration und Inklusion als Leitbegriffe der schulischen Sonderpädagogik. In: Opp, Günther; Theunissen, Georg (Hrsg): Handbuch schulische Sonderpädagogik. Bad Heilbrunn: Klinkhardt. S. 29–36.

Boysen, Katrin; Fitz, Julika; Schmitt, Anika (2012): Inklusion in Recht und Menschenrecht. In: Saldern, Mathias von (Hrsg.): Inklusion. Deutschland zwischen Gewohnheit und Menschenrecht. Norderstedt: Books on Demand GmbH. S. 31–52.

Brecht, Bertolt (1993): Schriften zum Theater. Über eine nicht-aristotelische Dramatik. 22. Auflage. Frankfurt a. M.: Suhrkamp Verlag.

Brettschneider, Matthias (2018): Wie begeistern wir Film- und Fernsehschaffende für mehr Geschichten mit und über Menschen mit Behinderung? Lasst das Kunstwerk von Diversität profitieren! In: Gerland, Juliane; Keuchel, Susanne; Merkt, Irmgard (Hrsg.): Kunst, Kultur und Inklusion. Menschen mit Behinderung in Presse, Film und Fernsehen: Darstellung und Berichterstattung. Schriftenreihe Netzwerk Kultur und Inklusion Bd. 3. Regensburg: ConBrio Verlagsgesellschaft. S. 47–58. https://kultur-und-inklusion.net/wp-content/uploads/2018/06/Dokumentation_Kultur-und-Inklusion_Bd_3.pdf (Stand: 15.08.2020).

Bruck, Jan (2016): Der deutsche Film und die Vielfalt. In: Deutsche Welle, vom 22.01.2016. https://www.dw.com/de/der-deutsche-film-und-die-vielfalt/a-18999563 (Stand: 15.08.2020).

Bundesministerium für Arbeit und Soziales (BMAS) (2011): Unser Weg in eine inklusive Gesellschaft. Der Nationale Aktionsplan der Bundesregierung zur Umsetzung der UN-Behindertenrechtskonvention. Berlin. https://www.bmas.de/SharedDocs/Downloads/DE/PDF-Publikationen/a740-nationaler-aktionsplan-barrierefrei.pdf?__blob=publicationFile&v=2 (Stand: 15.08.2020).

Bundesministerium für Arbeit und Soziales (BMAS) (2020): Bundesteilhabegesetz. https://www.bmas.de/DE/Schwerpunkte/Inklusion/bundesteilhabegesetz.html (Stand: 15.08.2020).

Dederich, Markus (2007): Körper, Kultur und Behinderung. Eine Einführung in die Disability Studies. Bielefeld: transcript Verlag.

Dederich, Markus (2016): Behinderung. In: Dederich, Markus; Beck, Iris; Antor, Georg; Bleidick, Ulrich (Hrsg.): Handlexikon der Behindertenpädagogik. Schlüsselbegriffe aus Theorie und Praxis. 3., erweiterte und völlig überarbeitete Auflage. Stuttgart: W. Kohlhammer GmbH. S. 107–110.

Diehl, Lis Marie (2017): Zwischen „einfach machen" und „alles braucht seine Zeit". Resümee ARTplus. In: EUCREA Verband Kunst und Behinderung e. V. (Hrsg.): ART+ Erfahrungsbericht und Handlungsempfehlungen zum Strukturprogramm Kunst und Inklusion. 2015_2016. S. 132–138. http://eucrea.de/images/downloads/ARTplus_Online_AS_Doppelseiten_2.pdf (Stand: 15.08.2020).

Düwel, Susanne (2016): Statement der Kommunen in Nordrhein-Westfalen. In: Gerland, Juliane; Keuchel, Susanne; Merkt, Irmgard (Hrsg.): Kunst, Kultur und Inklusion. Teilhabe am künstlerischen Arbeitsmarkt. Schriftenreihe Netzwerk Kultur und Inklusion Bd. 1. Regensburg: ConBrio Verlagsgesellschaft. S. 115–117. https://kultur-und-inklusion.net/wp-content/up loads/2016/09/Netzwerk_Kultur_Inklusion_Tagungs-Dokumentation.pdf (Stand: 15.08.2020).

EUCREA Verband Kunst und Behinderung e. V. (Hrsg.) (2017): ART+ Erfahrungsbericht und Handlungsempfehlungen zum Strukturprogramm Kunst und Inklusion. 2015_2016. http://eucrea.de/images/downloads/ARTplus_Online_AS_Doppelseiten_2.pdf (Stand: 15.08.2020).

EUCREA Verband Kunst und Behinderung e. V. (2018): Diversität im Kunst- und Kulturbetrieb in Deutschland: Künstler*innen mit Behinderung sichtbar machen. https://www.eucrea.de/images/downloads/Diversitaet_Online_4.pdf (Stand: 15.08.2020).

Fischer-Lichte, Erika (2014): Inszenierung. In: Fischer-Lichte, Erika; Kolesch, Doris; Warstat, Matthias (Hrsg.): Metzler Lexikon Theatertheorie. 2., aktualisierte und erweiterte Auflage. Stuttgart: J.B. Metzler. S. 152–160.

Gerland, Juliane (2016a): Künstlerisch-kulturelle Erwerbstätigkeit im Spiegel des Phänomens Behinderung – ein Mosaik. In: Gerland, Juliane; Keuchel, Susanne; Merkt, Irmgard (Hrsg.): Kunst, Kultur und Inklusion. Teilhabe am künstlerischen Arbeitsmarkt. Schriftenreihe Netzwerk Kultur und Inklusion Bd. 1. Regensburg: ConBrio Verlagsgesellschaft. S. 30–36. https://kultur-und-inklusion.net/wp-content/uploads/2016/09/Netzwerk_Kultur_Inklusion_Tagungs-Dokumentation.pdf (Stand: 15.08.2020).

Gerland, Juliane (2016b): Wi(e)der die Barrieren in den Köpfen. Bilanz des Workshops „Öffnung und Wege in die Kulturinstitutionen". In: Gerland, Juliane; Keuchel, Susanne; Merkt, Irmgard (Hrsg.): Kunst, Kultur und Inklusion. Teilhabe am künstlerischen Arbeitsmarkt. Schriftenreihe Netzwerk Kultur und Inklusion Bd. 1. Regensburg: ConBrio Verlagsgesellschaft. S. 63–67. https://kultur-und-inklusion.net/wp-content/uploads/2016/09/Netzwerk_Kultur_Inklusion_Tagungs-Dokumentation.pdf (Stand: 15.08.2020).

Gerland, Juliane (2017): Arbeitsergebnisse Workshop I. Von der Teilhabe an Kultureller Bildung zu künstlerischer Professionalität. In: Gerland, Juliane; Keuchel, Susanne; Merkt, Irmgard (Hrsg.): Kunst, Kultur und Inklusion. Ausbildung für künstlerische Tätigkeit von und mit Menschen mit Behinderung. Schriftenreihe Netzwerk Kultur und Inklusion Bd. 2. Regensburg: ConBrio Verlagsgesellschaft. S. 225–227. https://kultur-und-inklusion.net/wp-content/uploads/2017/09/Doku-Kultur-und-Inklusion-2016_bf.pdf (Stand: 15.08.2020).

Gerland, Juliane; Keuchel, Susanne; Merkt, Irmgard (2017): Initiativen im Kulturbereich. In: dies. (Hrsg.): Kunst, Kultur und Inklusion. Ausbildung für künstlerische Tätigkeit von und mit Menschen mit Behinderung. Schriftenreihe Netzwerk Kultur und Inklusion Bd. 2. Regensburg: ConBrio Verlagsgesellschaft. S. 37. https://kultur-und-inklusion.net/wp-content/uploads/2017/09/Doku-Kultur-und-Inklusion-2016_bf.pdf (Stand: 15.08.2020).

Grundgesetz für die Bundesrepublik Deutschland (GG) vom 23.05.1949. In: Bundesministerium der Justiz und für Verbraucherschutz, zuletzt geändert durch Art. 1 G v. 15.11.2019 I 1546. http://www.gesetze-im-internet.de/gg/GG.pdf (Stand: 15.08.2020).

Hahn, Martin Th.; Radtke, Peter (2006): Theater darf viel... In: Vierteljahresschrift für Heilpädagogik und ihre Nachbargebiete, 75(1). S. 54–59.

Hardt, Yvonne (2014): Körperlichkeit. In: Fischer-Lichte, Erika; Kolesch, Doris; Warstat, Matthias (Hrsg.): Metzler Lexikon Theatertheorie. 2., aktualisierte und erweiterte Auflage. Stuttgart: J. B. Metzler. S. 189–196.

Haß, Ulrike (2014): Rolle. In: Fischer-Lichte, Erika; Kolesch, Doris; Warstat, Matthias (Hrsg.): Metzler Lexikon Theatertheorie. 2., aktualisierte und erweiterte Auflage. Stuttgart: J. B. Metzler. S. 300–306.

Häusler, Silke (2017): Schauspieler mit Behinderungen am Staatstheater Darmstadt. Gespräche mit dem Intendanten des Staatstheaters Darmstadt, Karsten Wiegand, sowie den dort tätigen Schauspielern Samuel Koch und Jana Zöll. In: EUCREA Verband Kunst und Behinderung e. V. (Hrsg.): ART+ Erfahrungsbericht und Handlungsempfehlungen zum Strukturprogramm Kunst und Inklusion. 2015_2016. S. 30–40. http://eucrea.de/images/downloads/ARTplus_Online_AS_Doppelseiten_2.pdf (Stand: 15.08.2020).

Henderson, Bruce (2012): Von bengalischen Tigern, Blinden und anderen Dingen. Ein Essay über Ästhetik, Authentizität, Behinderung und Performance. In: Schipper, Imanuel (Hrsg.): Ästhetik versus Authentizität? Reflexionen über die Darstellung von und mit Behinderung. Berlin: Theater der Zeit. S. 57–80.

Hinz, Andreas (2002): Von der Integration zur Inklusion – terminologisches Spiel oder konzeptionelle Weiterentwicklung? In: Zeitschrift für Heilpädagogik, (53). S. 354–361. http://www.jugendsozialarbeit.de/media/raw/hinz_inklusion.pdf (Stand: 15.08.2020).

Hinz, Andreas (2013): Inklusion – von der Unkenntnis zur Unkenntlichkeit!? – Kritische Anmerkungen zu einem Jahrzehnt Diskurs über schulische Inklusion in Deutschland. In: Zeitschrift für Inklusion, (1). https://www.inklusion-online.net/index.php/inklusion-online/article/download/26/26?inline=1 (Stand: 15.08.2020).

Hirschberg, Marianne (2010): Partizipation – ein Querschnittsanliegen der UN-Behindertenrechtskonvention. Berlin: Deutsches Institut für Menschenrechte. https://www.institut-fuer-menschenrechte.de/uploads/tx_commerce/Positionen_nr_3_Partizipation_ein_Querschnittsanliegen_der_UN_Behindertenrechtskonvention.pdf (Stand: 15.08.2020).

Hirschberg, Marianne; Papadopoulos, Christian (2017): Partizipation behinderter Menschen. In: Diehl, Elke (Hrsg.): Teilhabe für alle?! Partizipation und Nichtdiskriminierung anhand exemplarischer Fallgruppen. Bonn: Bundeszentrale für politische Bildung. S. 103–129.

Kasch, Georg (2018): Bloß nicht auffallen! Cripping up – Was problematisch daran ist, wenn Schauspieler ohne Behinderung Rollen mit Behinderung spielen. https://www.nachtkritik.de/index.php?option=com_content&view=article&id=16109:cripping-up-was-problematisch-daran-ist-wenn-schauspieler-ohne-behinderung-rollen-mit-behinderung-spielen (Stand: 15.08.2020).

Kastl, Jörg M. (2016): Barriere, Barrierefreiheit. In: Dederich, Markus; Beck, Iris; Antor, Georg; Bleidick, Ulrich (Hrsg.): Handlexikon der Behindertenpädagogik. Schlüsselbegriffe aus Theorie und Praxis. 3., erweiterte und völlig überarbeitete Auflage. Stuttgart: W. Kohlhammer GmbH. S. 102–103.

Kastl, Jörg M. (2017): Einführung in die Soziologie der Behinderung. 2. Auflage. Wiesbaden: Springer VS.

Keuchel, Susanne (2016): Statement der Zentralen Arbeitsvermittlung, Bereich Künstlervermittlung. In: Gerland, Juliane; Keuchel, Susanne; Merkt, Irmgard (Hrsg.): Kunst, Kultur und Inklusion. Teilhabe am künstlerischen Arbeitsmarkt. Schriftenreihe Netzwerk Kultur und Inklusion Bd. 1. Regensburg: ConBrio Verlagsgesellschaft. S. 110–112. https://kultur-und-inklusion.net/wp-content/uploads/2016/09/Netzwerk_Kultur_Inklusion_Tagungs-Dokumentation.pdf (Stand: 15.08.2020).

Keuchel, Susanne (2017): Akademie für Kulturelle Bildung des Bundes und des Landes NRW. Inklusion als aktuelle Herausforderung der Weiterbildung im Kunst- und Kulturbereich. In: Gerland, Juliane; Keuchel, Susanne; Merkt, Irmgard (Hrsg.): Kunst, Kultur und Inklusion. Ausbildung für künstlerische Tätigkeit von und mit Menschen mit Behinderung. Schriftenreihe Netzwerk Kultur und Inklusion Bd. 2. Regensburg: ConBrio Verlagsgesellschaft. S. 25–30. https://kultur-und-inklusion.net/wp-content/uploads/2017/09/Doku-Kultur-und-Inklusion-2016_bf.pdf (Stand: 15.08.2020).

Keuchel, Susanne; Merkt, Irmgard (2017): Aus- und Weiterbildung für künstlerische Tätigkeit von und mit Menschen mit Behinderung. In: Gerland, Juliane; Keuchel, Susanne; Merkt, Irmgard (Hrsg.): Kunst, Kultur und Inklusion. Ausbildung für künstlerische Tätigkeit von und mit Menschen mit Behinderung. Schriftenreihe Netzwerk Kultur und Inklusion Bd. 2. Regensburg: ConBrio Verlagsgesellschaft. S. 11–12. https://kultur-und-inklusion.net/wp-content/uploads/2017/09/Doku-Kultur-und-Inklusion-2016_bf.pdf (Stand: 15.08.2020).

Keuchel, Susanne (2018): Mediale Präsenz von Menschen mit Behinderung. Eine explorative empirische Perspektive und ein paar kritische Denkanstöße. In: Gerland, Juliane; Keuchel, Susanne; Merkt, Irmgard (Hrsg.): Kunst, Kultur und Inklusion. Menschen mit Behinderung in Presse, Film und Fernsehen: Darstellung und Berichterstattung. Schriftenreihe Netzwerk Kultur und Inklusion Bd. 3. Regensburg: ConBrio Verlagsgesellschaft. S. 23–32. https://kultur-und-inklusion.net/wp-content/uploads/2018/06/Dokumentation_Kultur-und-Inklusion_Bd_3.pdf (Stand: 15.08.2020).

Koch, Jakob Johannes (2017): „Es würde etwas Unverwechselbares fehlen!" Kunst von Menschen mit Behinderung von der Antike bis heute. In: ders. (Hrsg.): Inklusive Kulturpolitik. Menschen mit Behinderung in Kunst und Kultur. Kevelaer: Butzon & Bercker GmbH. S. 79–118.

Krebber-Steinberger, Eva (2017): Arbeitsergebnisse Workshop II. Dokumentation des Workshops zum Themenfeld II: „Studiengänge für künstlerische Vermittlungsberufe und künstlerische Berufe: Ausbildungsanteile der Thematik „Inklusion, inklusive Vermittlungsformate/ Kooperationen". In: Gerland, Juliane; Keuchel, Susanne; Merkt, Irmgard (Hrsg.): Kunst, Kultur und Inklusion. Ausbildung für künstlerische Tätigkeit von und mit Menschen mit Behinderung. Schriftenreihe Netzwerk Kultur und Inklusion Bd. 2. Regensburg: ConBrio Verlagsgesellschaft. S. 229–235. https://kultur-und-inklusion.net/wp-content/uploads/2017/09/Doku-Kultur-und-Inklusion-2016_bf.pdf (Stand: 15.08.2020).

Kulig, Wolfram (2005): Behinderung als zentraler Begriff. In: Opp, Günther; Kulig, Wolfram; Puhr, Kirsten (Hrsg.): Einführung in die Sonderpädagogik. Wiesbaden: VS Verlag für Sozialwissenschaften. S. 35–46.

Mälzer, Nathalie (2018): Inklusion durch Mehrsprachigkeit im Theater. In: Kulturelle Bildung Online. https://www.kubi-online.de/artikel/inklusion-durch-mehrsprachigkeit-theater (Stand: 15.08.2020).

Merkt, Irmgard (2016a): Kultur und das „Übereinkommen der Vereinten Nationen über die Rechte von Menschen mit Behinderungen". In: Gerland, Juliane; Keuchel, Susanne; Merkt, Irmgard (Hrsg.): Kunst, Kultur und Inklusion. Teilhabe am künstlerischen Arbeitsmarkt. Schriftenreihe Netzwerk Kultur und Inklusion Bd. 1. Regensburg: ConBrio Verlagsgesellschaft. S. 14–20. https://kultur-und-inklusion.net/wp-content/uploads/2016/09/Netzwerk_Kultur_Inklusion_Tagungs-Dokumentation.pdf (Stand: 15.08.2020).

Merkt, Irmgard (2016b): Zwischen Nachteilsausgleich und Persönlichem Budget. Bilanz des Workshops „Selbstständigkeit". In: Gerland, Juliane; Keuchel, Susanne; Merkt, Irmgard (Hrsg.): Kunst, Kultur und Inklusion. Teilhabe am künstlerischen Arbeitsmarkt. Schriftenreihe Netzwerk Kultur und Inklusion Bd. 1. Regensburg: ConBrio Verlagsgesellschaft. S. 47–51. https://kultur-und-inklusion.net/wp-content/uploads/2016/09/Netzwerk_Kultur_Inklusion_Tagungs-Dokumentation.pdf (Stand: 15.08.2020).

Merkt, Irmgard (2016c): Zusammenfassung und Ausblick. In: Gerland, Juliane; Keuchel, Susanne; Merkt, Irmgard (Hrsg.): Kunst, Kultur und Inklusion. Teilhabe am künstlerischen Arbeitsmarkt. Schriftenreihe Netzwerk Kultur und Inklusion Bd. 1. Regensburg: ConBrio Verlagsgesellschaft. S. 121–123. https://kultur-und-inklusion.net/wp-content/uploads/2016/09/Netzwerk_Kultur_Inklusion_Tagungs-Dokumentation.pdf (Stand: 15.08.2020).

Merkt, Irmgard (2017): Kostbarkeiten zu verzollen? Kulturelle Teilhabe und Inklusion. In: Koch, Jakob Johannes (Hrsg.): Inklusive Kulturpolitik. Menschen mit Behinderung in Kunst und Kultur. Kevelaer: Butzon & Bercker. S. 177–195.

Netzwerk Artikel 3 e. V. (2018): Übereinkommen über die Rechte von Menschen mit Behinderungen. Behindertenrechtskonvention – BRK. Berlin, 3., überarbeitete Auflage. http://www.netzwerk-artikel-3.de/attachments/article/130/BRK-Schattenuebersetzung-3-Auflage-2018.pdf (Stand: 15.08.2020).

O'Reilly, Kaite (2011): 'Cripping up is the twenty first century answer to blacking up'. Peeling and The 'd' Monologues. http://www.disabilityartsonline.org.uk/Kaite-O%27Reilly-blog?item=1113 (Stand: 15.08.2020).

Poppe, Frederik (2019): Wechselwirkungen. Inklusionsorientierung in der Bildenden Kunst. In: Daners, Peter; Poppe, Frederik; Schank, Annika; Schmitt, Melanie (Hrsg.): Wechselwirkungen. Kunst im Kontext der Inklusionsdebatte. Heidelberg: arthistoricum.net. S. 19–24.

Primavesi, Patrick (2014): Episches Theater. In: Fischer-Lichte, Erika; Kolesch, Doris; Warstat, Matthias (Hrsg.): Metzler Lexikon Theatertheorie. 2., aktualisierte und erweiterte Auflage. Stuttgart: J. B. Metzler. S. 96 98.

Radtke, Peter (2012): Seht her, ich bin's. Behinderte Darsteller auf der Bühne. In: Behinderte Menschen. Zeitschrift für gemeinsames Leben, Lernen und Arbeiten, (1). S. 27–31.

Rauch, Alfred (2018): Berichterstattung über Kunstschaffende in den Medien. In: Gerland, Juliane; Keuchel, Susanne; Merkt, Irmgard (Hrsg.): Kunst, Kultur und Inklusion. Menschen mit Behinderung in Presse, Film und Fernsehen: Darstellung und Berichterstattung. Schriftenreihe Netzwerk Kultur und Inklusion Bd. 3. Regensburg: ConBrio Verlagsgesellschaft. S. 33–43. https://kultur-und-inklusion.net/wp-content/uploads/2018/06/Dokumentation_Kultur-und-Inklusion_Bd_3.pdf (Stand: 15.08.2020).

Roselt, Jens (2012): Der Zuschauer als Täter. Von der Scham beim Spannen und Gaffen. In: Schipper, Imanuel (Hrsg.): Ästhetik versus Authentizität? Reflexionen über die Darstellung von und mit Behinderung. Berlin: Theater der Zeit. S. 81–91.

Schipper, Imanuel (2012): Einleitung. In: ders. (Hrsg.): Ästhetik versus Authentizität? Reflexionen über die Darstellung von und mit Behinderung. Berlin: Theater der Zeit. S. 7–11.

Schmidt, Thomas (2019): Macht und Struktur im Theater. Asymmetrien der Macht. Wiesbaden: Springer VS.

Schubert, Jutta (2019): Künstler*innen mit Behinderung sichtbar machen. Diversität im Kunst- und Kulturbetrieb in Deutschland. In: Daners, Peter; Poppe, Frederik; Schank, Annika; Schmitt, Melanie (Hrsg.): Wechselwirkungen. Kunst im Kontext der Inklusionsdebatte. Heidelberg: arthistoricum.net. S. 75–86.

Schulte, Philipp (2012): Das Auffällige muss das Moment des Natürlichen bekommen. Ein Statement zur Darstellung alternativer Körperbilder. In: Schipper, Imanuel (Hrsg.): Ästhetik versus Authentizität? Reflexionen über die Darstellung von und mit Behinderung. Berlin: Theater der Zeit. S. 130–136.

Schulte, Philipp (2017): Das Gießener Theater Modell. Auf nach Clayton! In: Gerland, Juliane; Keuchel, Susanne; Merkt, Irmgard (Hrsg.): Kunst, Kultur und Inklusion. Ausbildung für künstlerische Tätigkeit von und mit Menschen mit Behinderung. Schriftenreihe Netzwerk Kultur und Inklusion Bd. 2. Regensburg: ConBrio Verlagsgesellschaft. S. 191–195. https://kultur-und-inklusion.net/wp-content/uploads/2017/09/Doku-Kultur-und-Inklusion-2016_bf.pdf (Stand: 15.08.2020).

Siebers, Tobin (2012): Un/Sichtbar. Observationen über Behinderung auf der Bühne. In: Schipper, Imanuel (Hrsg.): Ästhetik versus Authentizität? Reflexionen über die Darstellung von und mit Behinderung. Berlin: Theater der Zeit. S. 16–32.

Snethlage-Luz, Viola (2019): Das ABER. Alles beim ‚Gleichen‘ in der Rezeption von Kunstschaffenden mit Assistenzbedarf? In: Daners, Peter; Poppe, Frederik; Schank, Annika; Schmitt, Melanie (Hrsg.): Wechselwirkungen. Kunst im Kontext der Inklusionsdebatte. Heidelberg: arthistoricum.net. S. 147–158.

Stibbe, Jana (2018): Die Rollen der Landesbaubetriebe und Hochschulen im Spannungsfeld Sanierungsstau Zwischen dynamischen Gebäudeanforderungen und begrenzten Mitteln im Hochschulbau. Hannover: HIS-Institut für Hochschulentwicklung e. V. https://his-he.de/fileadmin/user_upload/Publikationen/Medium/Medium-1-18_Sanierungsstau.pdf (Stand: 15.08.2020).

Theunissen, Georg (2011): Geistige Behinderung und Verhaltensauffälligkeiten. 5., völlig neu bearbeitete Auflage. Bad Heilbrunn: Klinkhardt.

Tiedeken, Peter (2012): Kunst und Inklusion. Aktive Mitgestaltung statt passiver Teilhabe. In: Zeitschrift für Inklusion, (1 – 2). https://www.inklusion-online. net/index.php/inklusion-online/article/view/71/71 (Stand: 15.08.2020).

Trenk-Hinterberger, Peter (2015): Arbeit, Beschäftigung und Ausbildung. In: Degener, Theresia; Diehl, Elke (Hrsg.): Handbuch Behinderten- rechtskonvention. Teilhabe als Menschenrecht – Inklusion als gesellschaft- liche Aufgabe. Bonn: Bundeszentrale für politische Bildung. S. 105–117.

Waldschmidt, Anne (2005): Disability Studies: individuelles, soziales und/ oder kulturelles Modell von Behinderung? Psychologie und Gesellschaftskritik, 29(1). S. 9–31. https://www.ssoar.info/ssoar/bitstream/handle/document/ 1877/ssoar-psychges-2005-1-waldschmidt-disability_studies_individuelles. pdf?sequence=1&isAllowed=y&lnkname=ssoar-psychges-2005-1- waldschmidt-disability_studies_individuelles.pdf (Stand: 15.08.2020).

Wansing, Gudrun (2015): Was bedeutet Inklusion? Annäherungen an einen vielschichtigen Begriff. In: Degener, Theresia; Diehl, Elke (Hrsg.): Handbuch Behindertenrechtskonvention. Teilhabe als Menschenrecht – Inklusion als gesellschaftliche Aufgabe. Bonn: Bundeszentrale für politische Bildung. S. 43–54.

Weiler, Christel (2014): Postdramatisches Theater. In: Fischer-Lichte, Erika; Kolesch, Doris; Warstat, Matthias (Hrsg.): Metzler Lexikon Theatertheorie. 2., aktualisierte und erweiterte Auflage. Stuttgart: J. B. Metzler. S. 262–265.

Wolf, Konrad (2020): Cripping up: Wenn nicht-behinderte Schauspieler*innen Menschen mit Behinderung spielen. In: ze.tt, vom 16.04.2020. https:// ze.tt/cripping-up-wenn-nicht-behinderte-schauspielerinnen-menschen- mit-behinderung-spielen/ (Stand: 15.08.2020).

Wüstehube, Bianka (2017): Initiativen im Kulturbereich. In: Gerland, Juliane; Keuchel, Susanne; Merkt, Irmgard (Hrsg.): Kunst, Kultur und Inklusion. Ausbildung für künstlerische Tätigkeit von und mit Menschen mit Behinderung. Schriftenreihe Netzwerk Kultur und Inklusion Bd. 2. Regensburg: ConBrio Verlagsgesellschaft. S. 161–172. https://kultur-und-inklusion.net/wp-content/uploads/2017/09/Doku-Kultur-und-Inklusion-2016_bf.pdf (Stand: 15.08.2020).

Zimmermann, Olaf (2017): Inklusive Aus- und Weiterbildung für Künstlerinnen und Künstler. In: Gerland, Juliane; Keuchel, Susanne; Merkt, Irmgard (Hrsg.): Kunst, Kultur und Inklusion. Ausbildung für künstlerische Tätigkeit von und mit Menschen mit Behinderung. Schriftenreihe Netzwerk Kultur und Inklusion Bd. 2. Regensburg: ConBrio Verlagsgesellschaft. S. 21–23. https://kultur-und-inklusion.net/wp-content/uploads/2017/09/Doku-Kultur-und-Inklusion-2016_bf.pdf (Stand: 15.08.2020).

Hilfreiche Internetadressen

#barrierefreiPosten: https://barrierefreiposten.de/barrierefreiPosten.html (Stand: 19.08.2020).

Aktion Mensch (Förderprogramme): www.aktion-mensch.de/foerderung (Stand: 19.08.2020).

Aktion Mensch (Förderprogramm Barrierefreiheit): https://www.aktion-mensch.de/foerderung/foerderprogrammelebensbereich-barrierefreiheit-mobilitaet/barrierefreiheit-fuer-alle.html (Stand: 19.08.2020).

Aktion Mensch (Projektfinanzierung): https://antrag.aktion-mensch.de/foer derfinderangebote/?kategoriewert=32b1caaf-34b1-5ef8-9948-0134fb 314c61&kategoriewert=c072e5eb-9b56-5f81-9169-05ac6c0f9301&order ing=kbez (Stand: 19.08.2020).

Audioskript: https://www.audioskript.de/ (Stand: 19.08.2020).

Berlinklusion: https://www.berlinklusion.de/de/about-us/services/ (Stand: 19.08. 2020).

Bundesverband der deutschen Stiftungen (Online-Stiftungssuche): www.stift ungen.org/de/service/stiftungssuche (Stand: 19.08.2020).

Bundesverband Theaterpädagogik e. V. (Bundestagung Theater mit Menschen mit Behinderung): https://www.butinfo.de/termine/26-bundestagung-the ater-mit-menschen-mit-behinderung (Stand: 19.08.2020).

Büro für Leichte Sprache: https://leichte-sprache.de/ (Stand: 19.08.2020).

Deutscher Blinden und Sehbehindertenverband e. V. (Broschüre für barriere freies Kommunikationsdesign für Menschen mit und ohne Sehbehin derung): https://www.leserlich.info/ (Stand: 19.08.2020).

Diversity Arts Culture (Arbeitskoffer): https://www.diversity-arts-culture.berlin/ magazin/arbeitskoffer (Stand: 19.08.2020).

Diversity Arts Culture (Angebote für Institutionen): https://www.diversity-arts-culture.berlin/angebote-und-veranstaltungen/angebote-fuer-institu tionen (Stand: 19.08.2020).

Diversity Arts Culture (Diversitätskompetenz): https://www.diversity-arts-cultu re.berlin/angebote-und-veranstaltungen/diversitaetskompetenz(Stand:19. 08.2020).

Diversity Arts Culture (Relaxed Performances): https://www.diversity-arts-cul ture.berlin/woerterbuch/relaxed-performance (Stand: 19.08.2020).

EUCREA Verband Kunst und Behinderung e. V.: https://www.eucrea.de/ (Stand: 19.08.2020).

EUCREA Verband Kunst und Behinderung e. V. (Beratung): https://www. eucrea.de/aktivitaeten/beratung (Stand: 19.08.2020).

Inclusion Life Art Network (ILAN): http://inclusion-life-art-network.de/ (Stand: 19.08.2020).

Kulturstiftung des Bundes: https://www.360-fonds.de/ (Stand: 19.08.2020).

Landesverband der Gehörlosen Baden-Württemberg (Leitfaden zur barriere- freien Kommunikation im kulturellen Bereich): https://www.lv-gl-bw. de/wp-content/uploads/leitfaden-barrierefreie-kommunikation-kultu reller-bereich.pdf (Stand: 19.08.2020).

Netzwerk Kultur und Inklusion: https://kultur-und-inklusion.net/ (Stand: 19.08. 2020).

Schauspiel Leipzig (Audiodeskription): https://www.schauspiel-leipzig.de/ser vice/audiodeskription/ (Stand: 19.08.2020).

Servicestelle Inklusion im Kulturbereich (Handbuch zur Planung und Umsetzung von Barrierefreiheit in Jugend und Kultureinrichtungen): https://www.inklusion-kultur.de/wp-content/uploads/2020/07/Hand buch-Barrierefreiheit.pdf (Stand: 19.08.2020).

Servicestelle Inklusion im Kulturbereich (Sensibilisierungsworkshops): https:// www.inklusion-kultur.de/inklusion/aktivitaeten/workshop-umgang-mit- eigenen-unsicherheiten-in-bezug-auf-behinderung-mit-expertinnen-aus- erfahrung/ (Stand: 19.08.2020).

Servicestelle Inklusion im Kulturbereich (Workshop Inklusive Kulturarbeit – Tanz und Theater mit DarstellerInnen mit Behinderung): https://www. inklusion-kultur.de/termin/inklusive-kulturarbeit-tanz-und-theater-mit- darstellerinnen-mit-behinderung/ (Stand: 19.08.2020)

Autor*innen

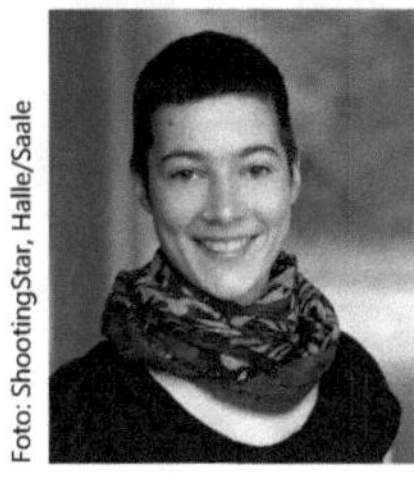

Friederike Achterholt

war nach ihrem Abitur im Jahr 2014 Teilnehmerin des zehnmonatigen Vollzeittheaterprojektes TheaterTotal in Bochum. Von 2016 bis 2020 studierte sie Kultur- und Medienpädagogik an der Hochschule Merseburg und an der VIVES University of Kortrijk in Belgien. Im Rahmen des Studiums setzte Friederike Achterholt ihren inhaltlichen Schwerpunkt auf inklusionsorientierte Kulturvermittlung im Bereich von Museum und Theater. In praktischen Projekten kooperierte sie unter anderem mit dem Stadtmuseum Halle (Saale) und dem Kunstmuseum Moritzburg Halle (Saale). Während des Studiums arbeitete Friederike Achterholt beim Lebens(t)raum Halle (Saale) als Referentin für Weiterbildungen von Assistenzkräften für Menschen mit Behinderung. Seit 2020 absolviert sie ein Freiwilliges Ökologisches Jahr in zwei Gemüsegärtnereien.

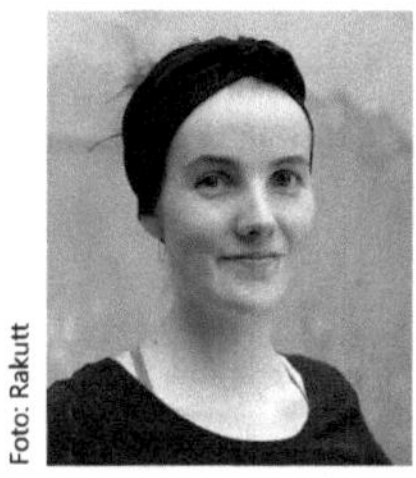

Verena Bergmann

absolvierte von 2015 bis 2016 die Grundlagenausbildung Theaterpädagogik (BuT) am Freien Theater Tempus fugit Lörrach. Von 2016 bis 2020 studierte sie Kultur- und Medienpädagogik an der Hochschule Merseburg und der University of Tartu (Estland). Seit 2018 arbeitet sie an kultur- und theaterpädagogischen Projekten der Kulturwerkstatt Grüne Villa in Halle Neustadt mit. Während ihres Studiums übernahm sie außerdem die Projektkoordination des Teilprojekts „Theater trifft Wissenschaft" im Rahmen des internationalen Wissenschafts- und Medienfestivals SILBERSALZ in Halle (Saale).

In ihrer künstlerischen Abschlussarbeit produzierte sie mit zwei Kommiliton*innen – „Und wir standen wie hilflos da" – eine performative Installation zur Reaktorkatastrophe in Tschernobyl.

Von 2020 bis 2021 arbeitete sie als studentische und wissenschaftliche Hilfskraft an der Hochschule Merseburg im Studiengang Kultur- und Medienpädagogik im Schwerpunkt Künstlerische Produktion und Diversität in der Vermittlung.

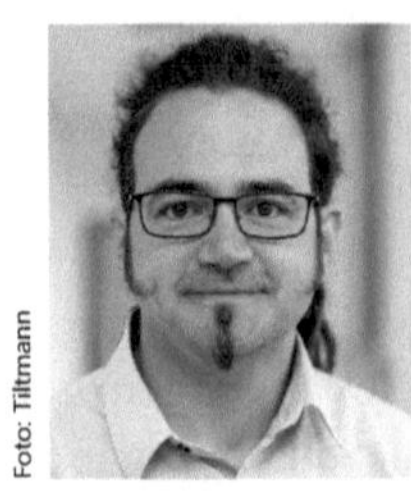

Frederik Poppe

ist Professor für Rehabilitation und Teilhabe an der Hochschule Merseburg. Er studierte Rehabilitationswissenschaft an der Humboldt Universität zu Berlin sowie Bildende Kunst an der Universität der Künste Berlin.

Von 2008 bis 2014 arbeitete er als Mitarbeiter am Institut für Förderpädagogik der Universität Leipzig und schloss seine Promotion zum Thema „Interaktion zwischen Bildenden Künstler*innen mit Assistenzbedarf und ihren Bezugspersonen" 2012 ab.

Von 2014 bis 2018 arbeitete er als Geschäftsführender Redakteur der Fachzeitschrift Teilhabe (BV Lebenshilfe Berlin) und ist seit 2019 Vorsitzender der Gesellschaft für Erwachsenenbildung und Behinderung e. V.

Poppe arbeitet als freischaffender Künstler.